AF395590

ÉTUDE SUR LE TRAITEMENT OPÉRATOIRE

DE

L'HYPERTROPHIE DE LA PROSTATE

ET EN PARTICULIER SUR SON TRAITEMENT

PAR LA LIGATURE ET LA RÉSECTION DES CANAUX DÉFÉRENTS

DU MÊME AUTEUR

1. **Fongus tuberculeux du testicule. Castration.** (*Bull. Soc. anat.*, juillet 1892.)

2. **Ictère chronique simulant une infection d'origine intestinale et dû à un cancer du pylore et de la tête du pancréas.** (*Bull. Soc. anat.*, novembre 1894.)

3. **Fongus de la dure-mère crânienne ayant les caractères d'un épithélioma tubulé et secondaire à un ancien cancer du sein. Noyaux cancéreux dans la peau, les poumons, les plèvres.** (*Bull. Soc. anat.*, novembre 1894.) En collaboration avec le Dr BLIND.

4. **Aortite subaiguë. Mort rapide par angine de poitrine d'origine artérielle.** (*Bull. soc. anat.*, novembre 1894).

5. **Aspect clinique de la méningite tuberculeuse de l'adulte.** (*Journal des Praticiens*, 8 décembre 1894.)

6. **Kyste chyleux du mésentère simulant une occlusion intestinale; mort; autopsie.** (*Gazette des hôpitaux*, 1er janvier 1895, et *Abeille médicale*, 14 janvier 1895.)

7. **Note sur un cas de rétrécissement mitral congénital.** (*Tribune médicale*, 30 janvier 1895.)

8. **Kyste hématique volumineux de la capsule surrénale.** (*Bull. Soc. anat.*, février 1895.) En collaboration avec le Dr OUVRY.

9. **Traitement de l'hydrocèle vaginale.** (*Journal des Praticiens*, 17 août 1895.)

10. **Diagnostic et traitement des pyélo-néphrites.** (*Journal des Praticiens*, 12 octobre 1895.)

11. **Fistule du canal de Sténon d'origine traumatique. Traitement par le procédé de la ponction unique. Guérison.** (*In* thèse DELARUE, 27 décembre 1895.)

12. **Méthode de Maunsell pour l'anastomose intestinale, avec le résumé des cas traités.** Traduction d'un article du Dr WIGGIN. (*Revue illustrée de polytechnique médicale*, 30 mai et 30 juin 1896.)

13. **Les myômes du tube digestif.** (*Journal des Praticiens*, 13 juin 1896.)

— **Leçons** recueillies du Dr HUCHARD, médecin de l'hôpital Necker.

— **Observations** dans les thèses de DEFFAINS (1894), CAJEPIS (1893), GÉRARD (1894), Mme RECHTSAMER (1895), etc...

IMPRIMERIE LEMALE ET Cie, HAVRE

ÉTUDE SUR LE TRAITEMENT OPÉRATOIRE

DE

L'HYPERTROPHIE DE LA PROSTATE

ET EN PARTICULIER SUR SON TRAITEMENT

PAR LA LIGATURE ET LA RÉSECTION DES CANAUX DÉFÉRENTS

PAR

Le Dʳ Léon FLŒRSHEIM

Ancien interne des hôpitaux de Paris
(Bicêtre, Saint-Louis, Tenon, Necker, Lariboisière)
Ancien interne des hôpitaux de Besançon
Médaille de bronze de l'Assistance publique

PARIS

G. STEINHEIL, ÉDITEUR

2, RUE CASIMIR-DELAVIGNE, 2

1896

ÉTUDE SUR LE TRAITEMENT OPÉRATOIRE

DE L'HYPERTROPHIE DE LA PROSTATE

ET EN PARTICULIER SUR SON TRAITEMENT

PAR LA LIGATURE ET LA RÉSECTION DES CANAUX DÉFÉRENTS

AVANT-PROPOS

Avant d'aborder l'étude de notre sujet, nous sommes heureux de pouvoir adresser à tous nos maitres dans les .hôpitaux l'expression de notre gratitude.

A notre cher maître, M. le Dr Reynier, nous devons une reconnaissance toute particulière.

Il sait d'ailleurs quel profond attachement nous lui avons voué pour sa constante affabilité, l'amitié qu'il n'a cessé de nous prodiguer, et la large initiative qu'il nous a laissé prendre dans son service chirurgical; les deux années d'internat que nous avons passées avec lui, demeureront toujours parmi les plus agréables et les plus utiles de notre carrière, et nous l'en remercions bien sincèrement.

Nous avons fait chez M. le Dr Marchand notre première année d'internat; nous n'insisterons pas sur ses qualités de bon opérateur et d'excellent clinicien, connues de tous; nous le remercions surtout de nous avoir enseigné dans tous ses discours, qu'il fallait en chirurgie être d'abord observateur, que le grand écueil était la « furie opératoire », et que ce n'était pas l'opération qui créait le chirurgien.

M. le Dr Huchard, pendant l'année d'internat que nous avons passée avec lui, a été pour nous, à la fois un maître et un ami. Nous donnant l'exemple d'un labeur incessant, et non content de nous faire pénétrer chaque jour plus avant dans son amitié, il a bien voulu nous donner d'autres preuves de l'intérêt qu'il nous porte ; nous l'assurons une fois de plus de notre concours dévoué et de notre reconnaissance.

Nous adressons tous nos remerciements à M. le Dr Péan, dont nous avons été l'externe, dont le fructueux enseignement a guidé nos pas et déterminé notre penchant pour la chirurgie, et qui nous a donné en maintes occasions des témoignages de sa bonté.

Que M. le Dr Deny, dont nous avons été l'interne pendant un temps trop court, M. le Dr Bourneville, M. le Dr Hallopeau, dont nous avons été l'interne provisoire, veuillent bien croire à l'expression de notre reconnaissance.

Nous prions M. de Saint-Germain et M. Landrieux, dont nous avons été l'externe, MM. Desprès, Routier, Maygrier, Ricard, Guinard, Legueu, Giraudeau, dont nous avons été l'élève à des titres divers, d'accepter l'hommage sincère de notre gratitude.

Nous gardons le meilleur souvenir de l'enseignement de nos premiers maîtres de l'École de médecine et des hôpitaux de Besançon, et nous assurons en particulier MM. les Drs Coutenot, Bruchon et Chapoy de la place qu'ils tiennent dans notre mémoire respectueuse.

Nous apprécions bien vivement l'honneur que nous fait M. le professeur Tillaux, en acceptant la présidence de notre thèse, et nous le prions d'agréer l'assurance de tous nos remerciements.

CHAPITRE PREMIER

Les différentes méthodes de traitement chirurgical des prostatiques avant la castration. Étude analytique et critique.

Le traitement de l'hypertrophie de la prostate a subi, en ces quinze dernières années, une évolution considérable. Si l'on considère ce qu'il était autrefois et ce qu'il est devenu, on reste un peu surpris du chemin si rapidement parcouru et des audaces de la chirurgie s'attaquant résolument à un organe, dont on osait à peine tenter l'approche.

Enhardis par les succès du début, oublieux des bienfaits que l'hypertrophie prostatique pouvait retirer du traitement ordinaire, quelques chirurgiens ont multiplié des opérations, dont les indications, plus précises aujourd'hui, n'étaient pas encore nettement dégagées. Or, si l'on met à part pour l'instant la question de l'opportunité d'une intervention, il est permis d'affirmer, en s'appuyant sur les savantes leçons et les patientes recherches du professeur Guyon, que le cathétérisme régulier et la sonde à demeure formeront toujours la base du traitement des prostatiques, et que ces moyens thérapeutiques auront raison, dans la généralité des cas, des troubles liés à l'augmentation de volume de la glande.

Toutefois, il est certain que beaucoup de malades ne retirent pas de ce traitement méthodiquement suivi tout le bénéfice qu'ils seraient en droit d'en attendre : les uns, malgré des cathétérismes répétés, n'arrivent jamais à vider que péniblement leur vessie, et des crises de rétention complète, greffées sur leur rétention incomplète ordinaire, en font des malheureux, auxquels ces accidents continuels rendent la vie insupportable. Chez d'autres, au milieu d'une attaque de rétention, le cathétérisme est impossible, sinon très difficile, entraînant parfois à sa suite des hémorrhagies; d'autres enfin, en dépit de la régularité du traitement, ne voient survenir aucune amélioration de leur état et restent des victimes désignées pour la cachexie urinaire, lorsqu'ils ne sont pas guettés par les redoutables complications du prostatisme, pyélites, pyélo-néphrites, etc.

De cette inefficacité fréquente du traitement ordinaire de l'hypertrophie de la prostate, sont nées des méthodes chirurgicales variées et assez nombreuses, destinées non pas tant à se substituer au cathétérisme, qu'à le suppléer, lorsqu'il est impuissant.

Généralement, on divise ces méthodes en palliatives et en curatives; le terme de *curatif*, appliqué à l'hypertrophie de la glande prostatique, nous semble être encore prématuré, et, pour ne pas préjuger de la valeur intrinsèque des différents procédés opératoires, nous préférons les diviser simplement en méthodes directes et méthodes indirectes.

A. — **Méthodes chirurgicales directes**. — Le traitement chirurgical direct s'adresse à l'obstacle lui-même, qu'il s'efforce de diminuer ou de détruire. Il comprend les diverses méthodes de prostatotomies et de prostatectomies, la cautérisation, les injections testiculaires, etc.

La *prostatotomie* peut se faire par deux voies différentes, l'urèthre et le périnée :

a) La *prostatotomie uréthrale* est presque oubliée aujourd'hui, et bien qu'elle ait donné naissance, à son origine, à des luttes fameuses, elle ne persiste guère qu'à l'état historique.

Elle reposait sur cette croyance que l'hypertrophie prostatique était due, en tous les cas, à des valvules transversales, désignées sous le nom de *barres*, et qu'il suffisait d'inciser, pour en détruire les fâcheux effets. Guthrie est, d'après Vignard (1),

(1) VIGNARD. *De la prostatotomie et de la prostatectomie.* Th. doct., Paris, 1890.

le premier qui, dès 1834, ait conseillé de les sectionner; mais il paraît n'avoir pas suivi lui-même le conseil qu'il donnait, et c'est en réalité à Mercier qu'est due l'idée de la prostatotomie uréthrale, qu'il pratiquait avec un inciseur particulier d'abord, un exciseur ensuite. Civiale, Leroy d'Étiolles traitèrent de la même façon les augmentations de volume de la glande, en se servant d'instruments modifiés. Ce procédé opératoire disparut au moment de la mort de Mercier, et ne fut repris que vers 1880 par Gouley (de New-York) qui le pratiquait avec un instrument en forme de lithotriteur, qui n'est en somme qu'un dérivé de l'exciseur de Mercier. Néanmoins, l'excision de la prostate par la voie uréthrale n'eut pas un long succès et fit place rapidement à la prostatotomie périnéale.

b) La *prostatotomie périnéale*, ou *drainage périnéal*, fut mentionnée pour la première fois en 1885 par Gouley, mais bien décrite et définitivement réglée par Harrison : on lui donne souvent le nom d'*opération de Harrison*. Elle consiste à inciser sur la ligne médiane la portion membraneuse de l'urèthre, avec le secours d'un conducteur, puis à introduire le doigt dans l'urèthre prostatique, à travers la plaie; le doigt servant de guide, l'obstacle est incisé avec un bistouri courbe boutonné. L'index est de nouveau introduit, dilate l'orifice créé, et pénètre dans la vessie. On fait alors le drainage avec un tube double, recourbé, analogue à la canule de la trachéotomie. Le tube extérieur est fixe, appliqué contre le périnée; le tube intérieur glisse dans le précédent et se retire facilement. Ainsi fixé, le drain est laissé en place un mois à un mois et demi; on ne le retire que lorsqu'une sonde peut pénétrer jusqu'à la vessie ou que l'urine sort d'elle-même par l'urèthre; il est bon alors de cathétériser le malade, jusqu'à ce que la plaie soit complètement cicatrisée.

Cette opération a pour but de maintenir au repos la prostate hypertrophiée et d'en favoriser la décongestion. Le drainage périnéal, avec les modifications de technique ou d'instrumentation de Schmidt (de Cuxhaven) et de Watson, nous semble constituer une opération logique : mais elle ne s'applique qu'aux cas de barre, due à l'hypertrophie du lobe moyen.

Elle a l'avantage de pouvoir constituer le premier temps de la prostatectomie, et permet de juger si cette opération est utile ou non. Cependant, on a signalé fréquemment à sa suite des récidives.

La *prostatectomie* se fait également par deux voies : périnéale ou sus-pubienne ; nous ne sachons pas que la prostatectomie totale, tentée pour des tumeurs malignes de la prostate, ait jamais été appliquée à des cas d'hypertrophie simple ; il ne s'agit donc que de prostatectomie partielle, c'est-à-dire de l'ablation soit du lobe médian, soit des lobes latéraux.

c) La *prostatectomie périnéale médiane* se fait par l'incision ordinaire de la taille périnéale. C'est d'ailleurs à l'occasion de l'extraction de calculs vésicaux que fut faite l'ablation du lobe moyen de la prostate dans les quatre observations que cite Vignard dans sa thèse : ces observations dues à Harrison (1), Williams (2), Landerer (3), furent suivies de bons résultats ; il n'en est pas de même dans le cas récent de Pilcher (4).

d) La *prostatectomie périnéale latérale* porte encore le nom d'*opération de Dittel,* du nom de l'auteur qui en régla le premier le manuel et les indications ; Max Schede, Küster lui doivent des succès. Elle s'applique aux cas assez rares, où les lobes latéraux de la glande sont les seuls agents de l'ischurie ; en voici la technique : 1° le malade étant placé dans la position de la taille, un cathéter métallique est introduit dans l'urèthre ; 2° une très longue incision est faite tout le long du raphé périnéal, contournant l'anus sur un de ses côtés et s'arrêtant au coccyx ; 3° on cherche à arriver progressivement sur la prostate, en disséquant le rectum et en le séparant, à l'aide du bistouri ou

(1) HARRISON. *Lectures on the surgical disorders of the urinary organs.*
(2) WILLIAMS. *Brit. med. Journ.,* 15 juin 1878.
(3) LANDERER. *Zur operative Behandlung der Prostata-hypertrophie.* Leipzig, 1885.
(4) PILCHER. *Annals of surgery,* juin 1896.

du doigt, de l'urèthre ; 4° la prostate étant découverte par sa face postérieure, on excise de chaque côté de la ligne médiane un coin de plus ou moins grande étendue, en forme de quartier d'orange, en ayant soin de ne pas toucher à l'urèthre.

e) La *prostatectomie sus-pubienne*, préconisée par Dittel (1) également, par Mac-Gill (2), Mayo-Robson (3), Kümmel (4), etc., a pour premier temps l'incision hypogastrique de la vessie ; celle-ci ouverte, les bords maintenus écartés, à l'aide de deux fils suspenseurs, il s'agit d'aller à la recherche de l'obstacle. L'opération est simple, s'il s'agit d'un lobe médian pédiculé, qu'on excise aux ciseaux ou à l'aide d'une anse galvanique ; Fenwick (5) ne la conseille que dans ce cas seulement ; elle est plus difficile et incertaine, lorsqu'on se trouve en présence de masses sessiles, disposées irrégulièrement. On a conseillé néanmoins de les attaquer soit à l'aide du galvano-cautère, du thermocautère, soit de les morceler pour les énucléer ensuite (Atkinson, Delagénière (6), en les traitant comme des goitres) ou de petits fibromes utérins. On termine l'opération en cautérisant le lobe excisé qui saigne souvent assez abondamment ; puis, une sonde placée à demeure dans l'urèthre, on peut faire la suture totale de la vessie.

Au dernier Congrès de chirurgie français (Paris, 1895), M. Desnos relatait une statistique de 25 résections de la prostate pratiquées par lui — nous ignorons par quelle voie — et dont les résultats sont : 2 morts, 1 aggravation, 4 états stationnaires, 15 améliorations ou guérisons. Il se montre partisan de cette opération et conclut ainsi : « La résection de la prostate est susceptible de diminuer et de supprimer l'obstacle à l'émission de l'urine, mais elle ne donnera des résultats satisfaisants

---

(1) DITTEL. *Wien. klin. Woch.*, 1890. — *Wien. mediz. Blätter*, 1885, n° 9.
(2) MAC-GILL. *Brit. med. Journ.*, 19 novembre 1887.
(3) MAYO-ROBSON. *Brit. med. Journ.*, 9 mars 1889.
(4) KUMMEL. *Centralb. f. Chir.*, 1889, n° 20.
(5) FENWICK. *Brit. med. Journ.*, 1895, 8.
(6) DELAGÉNIÈRE. *Soc. anat.*, 1889.

qu'autant qu'elle sera pratiquée *chez des sujets jeunes.* »
Dans les 94 cas rapportés antérieurement par Mansell-
Moullin (1), il y avait un nombre respectable de guérisons;
Nienhaus (2) en rapporte 11 cas; sur ces 11 malades, 3 sont
morts, 1 d'infection urinaire, 2 de carcinose prostatique; 2 ont
conservé des fistules permanentes; les 6 autres sont guéris.
Sur 37 opérés, Vignard compte 7 guérisons, et dans son
mémoire Belfield (3) compte sur 133 prostatectomies sus-
pubiennes ou périnéales, 29 résultats satisfaisants, le cinquième
environ.

Enfin, la statistique de la mortalité après la prostatectomie
sus-pubienne atteint son point culminant avec les 4 opérations
de Pilcher (4), qui toutes furent suivies de mort.

En somme, on doit évidemment à la prostatectomie sus-
pubienne des succès, qui tiennent à ce fait que, dans les cas très
limités de lobe médian saillant sous forme de languette, elle
supprime la rétention, en créant un urèthre assez bas et assez
déclive, pour permettre l'écoulement du résidu vésical. Mais les
nombreux cas de morts en montrent suffisamment la gravité,
surtout chez des vieillards déjà affaiblis, souvent infectés, et ne
pouvant pas faire les frais d'une perte de sang ni d'un shock
opératoire sérieux.

f) La *cautérisation électrique* de la prostate, suivant la
méthode de Bottini qui l'emploie encore aujourd'hui, ne paraît
pas avoir fait de nombreux adeptes, du moins en France. Le
chirurgien de Pavie cautérise la glande à travers l'urèthre, à
l'aide d'une anse thermo-galvanique : il s'agit en somme d'une
prostatotomie uréthrale, qui ne diffère de celle de Mercier que
par l'instrumentation, et qui, en plus, donne lieu à de nombreuses récidives. Negretto (5), qui l'a vu appliquer, s'exprime

(1) Mansell-Moullin. *Lancet*, 1892.
(2) Nienhaus, cité par Tanzini. *Gaz. méd. lomb.*, 1888.
(3) Belfield. *Amer. Journ. of med. science*, novembre 1890, p. 439.
(4) Pilcher. *Annals of surgery*, 1896, p. 637.
(5) Negretto. *Riforma medica*, 20, 21, 22 janvier 1896.

ainsi : « La méthode de M. Bottini est rationnelle ; cependant, elle ne s'est pas répandue comme elle le méritait, parce qu'elle ne préserve pas des récidives. Cela tient à ce fait que la cautérisation agit presque exclusivement sur le lobe moyen de la prostate... » Et il propose, pour la remplacer, la cautérisation de la glande par la voie rectale à l'aide du thermo cautère, qui lui aurait donné un succès.

Czerny est un des rares chirurgiens modernes qui préconise en certains cas la cautérisation thermo-galvanique de la prostate ; déplorant le procédé de la castration, qui lui a donné trois insuccès consécutifs, il continue ainsi (1) : « Dans les cas de myômes prostatiques et de fortes saillies valvulaires, la castration n'aura aucune influence sur les difficultés de la miction. Dans ces cas, on peut se croire autorisé à tenter l'incision galvano-caustique de Bottini. J'ai jusqu'ici pratiqué cette opération cinq à six fois, et je dois dire qu'elle parait plus digne de remarque, qu'on ne l'a cru jusqu'à présent. Je me suis servi de l'inciseur thermo-galvanique et d'une pile qui est évidemment très inconstante dans ses effets. Quand l'appareil marche, l'opération se fait avec anesthésie à la cocaïne, en fort peu de temps et sans incident. Dans la plupart des cas, on constate une amélioration manifeste de la miction et un passage plus facile du cathéter... Le seul incident qui m'arriva une fois, fut que le couteau de platine, au lieu d'inciser la prostate, se plia et que j'eus de la peine à l'extraire. Mais je crois que l'opération, entre les mains d'un chirurgien habile, rendrait des services incontestables. Les seules contre-indications qu'avaient déjà reconnues Bottini sont la faiblesse vésicale, les cystites graves et les pyélo-néphrites. »

A côté de la cautérisation galvanique, nous devons signaler l'*électro-puncture*, qui aurait donné de bons résultats entre les mains de Casper (2), et l'*électrolyse*, pratiquée par Ciniselli,

(1) CZERNY. *Deutsch. mediz. Woch.*, 16 avril 1896.
(2) CASPER. *Berlin. klin. Woch.*, 1888.

Mallez et Tripier, modifiée par Newmann (de New-York), et préconisée tout récemment encore par M. Vautrin (1) (de Nancy), qui en compare l'action sur les myômes prostatiques à celle qui se montre avec les rétrécissements de l'urèthre : « Je serais, dit-il, tenté d'admettre que son action réveille la contractilité endormie des fibres musculaires lisses éparses dans l'organe, resserre ainsi la lumière des lacs sanguins qu'il contient et produit en dernière analyse une rétraction sensible. » Nous ne pouvons malheureusement pas apprécier l'influence sur la prostate de l'électrolyse, les observations n'en étant pas encore assez nombreuses ; nous nous permettrons toutefois de faire remarquer que cette méthode appliquée aux rétrécissements uréthraux et aux fibromes utérins ne paraît pas avoir rallié jusqu'à présent les faveurs de la généralité des chirurgiens.

Il nous reste, pour terminer cette étude des méthodes de traitement chirurgical direct, à dire un mot de quelques procédés d'exception inusités, tels que le *broiement*, ou peu usités, tels que les *injections testiculaires*.

Le *broiement* avait été préconisé par Velpeau, qui le présentait comme une opération applicable aux brides et aux tumeurs de la prostate : « S'il s'agissait, dit-il, d'une tumeur pédiculée ou simplement globuleuse, l'instrument devrait être plus volumineux, et embrasser une plus grande épaisseur de tissu ; il serait aisé alors de la contondre, de la broyer, de la morceler, et il faudrait être bien inattentif pour saisir à sa place quelque couche de tissu naturel (2). » Voillemier réduisit à néant cette tentative de Velpeau, en montrant par des expériences sur les cadavres, qu'il était impossible de se rendre un compte exact des parties qu'on saisit avec les mors de la pince.

Quant aux *injections intra-testiculaires*, elles ne peuvent guère constituer également qu'un procédé d'exception ; celles de Heine, à la teinture d'iode ou à l'acide phénique, sont rentrées

(1) VAUTRIN. *Ann. des mal. des org. gén.-ur.*, mars 1896.
(2) VELPEAU. *Dict. de méd.*, t. XXVI, p. 212.

dans l'oubli. Plus récemment, Mac-Cully (1), injectant dans le parenchyme testiculaire une solution de cocaïne deux fois par semaine, pendant deux mois, aurait obtenu l'atrophie de la prostate, le soulagement du malade, qui avait conservé son pouvoir de copulation.

B. Méthodes chirurgicales indirectes. — Deux de ces méthodes nous arrêteront plus particulièrement dans ce chapitre : la *ponction hypogastrique* et la *cystostomie sus-pubienne.*

Ce sont elles surtout que l'on désigne avec juste raison sous le nom de méthodes palliatives. Luttant avec efficacité contre la complication la plus fréquente du prostatisme, la rétention, elles donnent lieu en même temps, mais presque toujours d'une façon momentanée, à une décongestion de la glande grâce au repos dans lequel on place provisoirement ou pour toujours l'appareil urinaire. Les autres méthodes de traitement indirect ont une action plus manifeste et plus rapide sur le volume de la glande : c'est à elles qu'appartiennent la castration, la ligature et la résection des canaux déférents que nous étudierons longuement dans les chapitres suivants, avec les procédés qui leur ont donné naissance ou qui ont été leurs contemporains.

a) La *ponction hypogastrique* est une opération facile, que l'antisepsie a rendue d'une innocuité parfaite ; encore faut-il se rappeler que, malgré les rapports éloignés du péritoine et de la vessie, on n'est jamais certain de ne pas piquer avec le trocart le cul-de-sac péritonéal. Nous avons été le témoin d'un accident de ce genre, dans un cas où la vessie était très distendue et où rien ne pouvait faire prévoir la présence du péritoine au niveau du point ponctionné ; cela tient évidemment à ce fait que les rapports de la vessie et du péritoine sont des plus inconstants, comme on peut s'en apercevoir au cours des tailles hypogastriques, et à la possibilité — assez fréquente — d'adhérences que le diagnostic ne peut soupçonner.

De plus, la ponction sus-pubienne ne répond qu'à des indica-

(1) **MAC-CULLY.** *Medical Record*, 27 avril 1895.

tions limitées. Prenons un exemple : Voici un prostatique, dans le passé duquel on ne découvre aucun accident de rétention, et qui est pris tout à coup d'impossibilité absolue de la miction, de douleurs violentes, et chez lequel le cathétérisme, après des tentatives répétées, est impraticable. Il s'agit en ce cas d'aller vite, et la ponction aseptique est indiscutable, d'autant qu'elle favorise la décongestion rapide de l'appareil urinaire, et permet généralement au cathéter de traverser un urèthe infranchissable auparavant. Mais ce même malade est repris d'accidents semblables, qui se renouvellent plusieurs fois ; le cathétérisme est de même chaque fois impossible ; faut-il encore avoir recours aux ponctions et les répéter aussi souvent qu'il sera nécessaire ? Nous ne le pensons pas ; outre que ces piqûres renouvelées de la paroi abdominale ne sont pas exemptes de danger, puisque Poncet a vu des phlegmons antévésicaux survenir dans les conditions les plus rigoureuses d'antisepsie, chez des malades propablement infectés (1), il faut de plus se rappeler qu'elles ne constituent jamais qu'un moyen provisoire, soulageant le malade, paraissant le guérir, mais n'empêchant pas la vessie de se distendre à nouveau et la congestion de réapparaître avec des dangers croissants. Aussi les chirurgiens ont-ils cherché un mode de traitement, reposant sur les mêmes bases, produisant une sédation analogue, mais dont les effets fussent plus durables, et l'ont-ils trouvé dans la cystostomie sus-pubienne.

b) La *cystostomie sus-pubienne* appliquée aux prostatiques n'est pas une opération récente : c'est l'ancienne taille sus-pubienne, dont la première observation est celle de Sédillot en 1856, et qui changea de nom en 1888, au moment des travaux de Poncet. Mais jusqu'à cette époque, on n'en trouve dans la science que des faits épars : ceux de Thompson (1869), de Bœckel (1884), de Rohmer (1884), de Packard (1887). C'est à Poncet (de Lyon) que reviennent l'idée d'une ouverture sus-pubienne pouvant fonctionner chez les prostatiques

(1) Voir aussi : *Un nouveau méfait de la ponction hypogastrique,* par TAILHEFER *Gaz. hebd. de méd. et de chir.,* 2 juillet 1896.

comme un méat normal et le mérite d'avoir insisté sur ses avantages, signalé ses succès et posé ses indications. Presque à la même époque, Mac-Guire, de Richmond, décrivait la même méthode, à laquelle on donne parfois le nom *d'opération de Poncet-Mac-Guire*.

Nous ne rappellerons du manuel opératoire que les cinq temps : 1° Incision cutanée; 2° incision de la ligne blanche; 3° recherche de la paroi antérieure de la vessie et du cul-de-sac péritonéal; 4° ouverture de la vessie; 5° suture des bords de l'ouverture vésicale aux bords de la plaie vésicale. M. Jaboulay a modifié légèrement l'opération, en pratiquant l'incision non sur la ligne médiane, mais à travers l'un des grands droits, dont les fibres plus serrées forment une sorte de sphincter au nouveau canal.

Il est certain aujourd'hui, d'après la statistique des cas publiés, que la cystostomie sus-pubienne constitue une excellente opération, luttant avec avantage contre les dangers d'infection, en permettant des lavages fréquents de la vessie, contre les douleurs vésicales qu'elle calme presque instantanément et contre la congestion de la prostate, par le repos momentané ou permanent, dans lequel l'on place la glande. M. Poncet étend d'une façon considérable le champ des indications opératoires, et, d'après lui, il faut cystostomiser :

1° Tous les prostatiques infectés, avec fièvre et symptômes généraux d'empoisonnement urinaire ;

2° Les prostatiques rétentionnistes aseptiques, lorsque le cathétérisme est ou absolument impossible, ou particulièrement difficile (fausses routes, uréthrorrhagies, etc.), ou simplement très douloureux, ou enfin dangereux, à cause des occasions répétées d'infection, quand on doit répéter ce cathétérisme (1).

Le brillant succès de l'opération faite à Diday vulgarisa rapidement la cystostomie sus-pubienne, et aujourd'hui, aux yeux d'un grand nombre de chirurgiens, l'impossibilité du cathé-

(1) Poncet. *Gaz. heb.*, juin 1891.

térisme chez les prostatiques ou sa difficulté suffisent à légitimer la taille hypogastrique. M. le professeur Guyon s'élève, avec juste raison, contre ces tendances excessives, et un de ses élèves, notre excellent ami Michon (1), s'exprime ainsi : « La cystostomie doit être réservée aux cas où la sonde a échoué, soit par le fait de l'intensité de l'infection, soit à cause des lésions pré-vésicales, et à ceux où la sonde devient nuisible (infiltration d'urine péri-rénale, frisson à chaque tentative de changement de la sonde). Dans les infections aiguës, elle ne sera aussi faite que dans des conditions graves ; elle permettra cependant de sauver quelques malades. Dans les infections chroniques, même lorsqu'il y a amélioration post-opératoire, on voit le plus souvent, malgré la perméabilité de la fistule, tous les accidents reparaître, lorsque les malades sont livrés à eux-mêmes. »

Mais là ne se bornent pas les arguments que l'on est en droit d'opposer à la cystostomie chez les prostatiques ; les principaux et les plus importants sont tirés de la nécessité où se trouvent les malades de conserver d'une façon provisoire ou permanente une fistulisation ou une canule. Il est d'une difficulté extrême d'obtenir une ouverture artificielle fonctionnant bien ; et si certains opérés possèdent une « bouche vésicale » munie d'un sphincter comme un vrai méat, leur permettant de retenir leurs urines dans l'intervalle des mictions, et d'uriner à volonté par leur orifice sus-pubien, il n'en est pas ainsi dans la généralité des cas, ainsi que nous avons pu nous en assurer, lorsque nous avions l'honneur d'être l'interne — pendant un temps trop court à notre gré — de M. Routier, à l'hôpital Necker. Si les malades essaient de se passer de sonde dans leur trajet fistuleux, l'urine s'écoule sur l'hypogastre, le long du scrotum dans les plis génito-cruraux, donnant lieu à cette odeur fétide que traînent avec eux les vieux urinaires, et à un érythème qui ne peut qu'accroître l'infection. Une sonde est-elle placée dans le nouveau

(1) MICHON. *Valeur de l'incision hypogastrique de la vessie.* Th. doct., Paris, 1895

méat, il arrive souvent néanmoins que l'urine s'écoule autour d'elle, se frayant un chemin qui s'élargit chaque jour; avec une canule, composée d'un tube en caoutchouc, dont l'extrémité renflée comme la sonde de Pezzer est placée dans la vessie, il y a souvent de la gêne et la douleur, sans compter que, chez les obèses, le poids de l'abdomen la comprime et l'empêche de fonctionner.

M. Wassilief a imaginé, pour lutter contre cette incontinance et pour amener la formation d'un sphincter actif, une opération qu'il désigne sous le nom de *cystostomie idéale*, mais sur la valeur de laquelle il est impossible actuellement de se prononcer. Le procédé consiste à décoller l'une de l'autre la musculeuse et la muqueuse de la boutonnière vésicale; en suturant directement la muqueuse à la peau, et en laissant glisser en arrière la musculeuse, on aura *peut-être* la chance de voir se former plus tard deux sphincters : l'un superficiel et externe, constitué aux dépens des muscles droits, l'autre profond et interne aux dépens de la tunique musculaire de la vessie : entre les deux se trouvera le nouveau canal. C'est au même but ou à peu près que répond la modification de M. Jaboulay, dont nous parlions plus haut.

Quant aux appareils collecteurs imaginés jusqu'à présent, ils répondent assez mal au but cherché, et le meilleur n'a pas grande valeur. Il n'en résulte pas moins, qu'à condition de ne pas en étendre trop les indications, et malgré des inconvénients dont le plus important est l'incontinence du nouveau méat, la cystostomie sus-pubienne présente chez les prostatiques des avantages sérieux. D'après M. Poncet, la continence a lieu environ dans la moitié des cas; lorsque le malade a de l'incontinence, on pourra, à condition que les voies urinaires soient redevenues perméables, ou si l'infection a disparu, refermer l'orifice sus-pubien; malheureusement, les symptômes infectieux peuvent réapparaître, et condamner le malade au maintien permanent de sa fistule hypogastrique, ce qui ne constitue pas un des ennuis les moins sérieux de cette opération.

Nous devons signaler ici un procédé bâtard, dérivé à la fois de la ponction et de la cystostomie, qui est le *cysto-drainage hypogastrique*. Mis à la mode par Méry, il a été renouvelé par MM. Lejars et Rémy (1) et on lui devrait souvent, d'après M. le Dr Peyré (2) d'excellents résultats. Nous ne pensons pas qu'il échappe aux désavantages de la cystostomie.

En somme, d'après l'étude que nous venons de faire, nous sommes, pensons-nous, en droit de conclure que parmi les différentes méthodes exposées de traitement opératoire de l'hypertrophie prostatique, trois méritent d'être classées à part, au point de vue de leur valeur thérapeutique : ce sont la cystostomie sus-pubienne, dont nous avons signalé les indications, les avantages et les inconvénients, le drainage périnéal de Harrison et la prostatectomie sus-pubienne. Le drainage périnéal est particulièrement indiqué dans les cas de barre transversale accentuée, rendant tout cathétérisme impossible, et la prostatectomie sus-pubienne, lorsqu'on se trouve en présence d'un lobe médian, isolé, nettement pédiculé. Ces deux dernières opérations ont donné de bons résultats surtout chez les individus relativement jeunes, et présentent toujours une certaine gravité chez des vieillards affaiblis, infectés, auxquels on doit éviter tout traumatisme sérieux.

Aussi comprend-on que les chirurgiens, soucieux d'éviter les longueurs d'une opération réelle à des malades qui en font difficilement les frais, aient tenté d'agir indirectement sur la prostate, pour la diminuer de volume, tout en restreignant à son minimum le traumatisme opératoire. Il nous reste à étudier si ces désirs sont comblés soit par la castration, soit par la résection des canaux déférents.

(1) Cystostomie et cysto-drainage hypogastrique. *Sem. méd.*, 4 octobre 1893.

(2) PEYRÉ. *Le cysto-drainage hypogastrique ou opération de Méry rajeunie.* Paris, 1891.

CHAPITRE II

La castration dans l'hypertrophie de la prostate. Ses origines. Ses résultats.

Il y a 3 ans à peine que Ramm (1), de Christiania, faisait la première castration pour hypertrophie de la prostate ; presque à la même époque, White (2), de Philadelphie, l'avait proposée. Depuis lors, cette opération a pris un essor si considérable qu'en ce court espace de temps, les interventions se sont multipliées d'une façon prodigieuse, puisque la dernière statistique publiée, celle de Bruns (3), en accusait 148 cas. Bien que la plupart de ces opérations aient été pratiquées à l'étranger, et que la chirurgie française n'ait participé que dans une très faible proportion à ce genre d'interventions, il est évident qu'il y a là une exagération manifeste, assez semblable à l'engouement qui suivit les premières castrations chez la femme ; depuis quelques mois, devant les premiers résultats acquis, et probablement parce que les indications interventionnelles sont devenues plus précises, cette furie opératoire semble s'être ralentie, et, fort heureusement, on commence à songer que les testicules peuvent encore avoir une utilité chez les prostatiques, ne fût-ce qu'au point de vue décoratif.

Ramm avait fait sa première castration sous l'influence de

(1) Ramm. Hypertrophia prostatœ behandelt mit Kastration. *Centralbl. für Chir.*, 2 septembre 1893, t. XX, p. 759, et 1894, t. XXI, p. 387.

(2) White. The present position of the hypertrophied prostate. *Annals of surgery*, 1er août 1893, t. XXVII, p. 70-75.

(3) Bruns. Ueber den gegenwartigen stand der Radikalbehandlung der Prostata-hypertrophie, insbesondere mittelst Kastration. *Mittheil. aus den grenzgebieten der Medizin und Chir.*, 1895, vol. I, fasc. I, p. 71.

cette idée, émise déjà autrefois par Velpeau et Thompson, qu'il devait y avoir une analogie complète entre l'hypertrophie prostatique survenant chez les vieillards, et les fibro-myômes utérins, observés souvent chez la femme à l'époque de la ménopause, et que la castration pourrait avoir les mêmes effets sur l'augmentation de volume de la glande que l'ablation des ovaires sur les fibromes de l'utérus.

Il y avait là, au point de vue de l'interprétation des faits, une erreur profonde, qu'avait bien reconnue Mac-Munn, comme en témoigne sa réponse à la lettre de Harrison, que nous publions dans nos observations (v. obs. 1): « La comparaison, dit Mac-Munn, avec l'oophorectomie est fallacieuse, car les vaisseaux et nerfs utéro-ovariens sont plus étroitement unis entre eux que ne le sont les vaisseaux prostatiques et testiculaires. Il faut ajouter en plus, pour les premiers, la grande congestion périodique, d'autre part la différence de structure considérable entre les tumeurs prostatiques et utérines ; c'est une désintégration vasculaire et non glandulaire qui constitue les premiers phénomènes dans les troubles prostatiques. »

Nous ne sachons pas, de plus, que l'ablation des ovaires ait donné des guérisons si notoires dans le traitement des fibromes utérins, pour qu'on puisse se recommander d'elle.

En se tenant toutefois en dehors de l'interprétation des faits, et sans vouloir donner des phénomènes qui se produisent après la castration une explication pathogénique — qui reste toujours le point obscur de la question — on peut dire qu'il y a entre les testicules et la prostate des rapports tels, que toute altération d'un de ces organes retentit sur l'autre ; c'est de cette donnée empirique d'abord, plus tard expérimentale, qu'est partie toute la chirurgie actuelle de l'hypertrophie prostatique, sous l'impulsion de M. Launois, qui est le véritable promoteur de la question. C'est lui, en effet, qui, dès 1884, observa que, « chez tous les animaux domestiques mâles privés de leurs testicules par la castration, la prostate subissait une atrophie considérable, et ne constituait plus qu'une petite masse fibreuse dans laquelle le microscope ne permettait de retrouver que quelques traces du parenchyme glandulaire, perdues au milieu d'un tissu conjonctif dense et serré ». L'indication thérapeutique qu'il vit dans ces faits dut de n'être pas réalisée à une hésitation bien compréhensible à cette époque, de M. le professeur Guyon. Avant Launois, il est vrai, un certain nombre d'auteurs, Godard, Curling, Gosselin, etc., avaient signalé les rapports qui existent entre les testicules et la prostate ; Harrison dit également (1) qu'en lisant récemment un excellent traité des maladies de la prostate, publié par Decimus Hodgson en 1856, il y voit mentionné que « chez les personnes castrées, la prostate arrive à une condition rudimentaire » ; il n'en persiste pas moins qu'à Launois revient le mérite d'avoir, le premier, mis ces faits en lumière, de les avoir classés, coordonnés dans ses nombreuses publications sur ce sujet, et c'est son plan sur l'évolution parallèle des testicules et de la prostate que nous conservons pour étudier les éléments qui servirent de base à la castration dans l'hypertrophie prostatique, sans que, pour autant, nous fassions nôtres des théories qui ne sont pas admises par tous les auteurs.

A. **Étude embryologique**. — On admet aujourd'hui que la prostate fait partie de l'appareil génital mâle, ainsi que le montrent l'étude des différentes parties de l'appareil, les travaux de Gilis et des embryologistes qui le précédèrent.

Les canaux séminifères, partie essentielle du testicule, et leur épithélium proviennent de l'épithélium germinatif de la saillie génito-urinaire, lequel donne aussi naissance à l'ovaire chez la femme. Tandis que le corps de Wolf donne lieu, chez l'homme, par sa partie supérieure au canal déférent et à l'épididyme, le canal de Müller, qui forme chez la femme l'utérus, disparaît dans sa plus grande étendue ; ses deux extrémités persistent ; l'une formera une sorte d'ampoule qui coiffe le sommet du testicule

(1) HARRISON. *Lancet*, 22 février 1895.

et qui sera l'hydatide non pédiculée de Morgagni; l'autre extrémité va se réunir à sa congénère du côté opposé pour former l'utricule prostatique, qui devient ainsi l'homologue de l'utérus; d'ailleurs M. Mathias Duval lui donne le nom d'utérus mâle. Nous n'entrerons pas dans d'autres détails inutiles ici, pour expliquer la formation des canaux droits, du *rete testis*, etc.; ce que nous venons de dire suffit à montrer la relation embryologique existant entre le testicule et la prostate.

B. Étude anatomique et physiologique. — L'anatomie normale et l'histologie montrent que l'évolution de la prostate et des testicules subit une marche parallèle; de très petit volume au moment de la naissance, ce n'est qu'à l'époque de la puberté que se réveille leur activité fonctionnelle, en même temps qu'apparaît le sens génésique. A 30 ans, au point culminant de l'activité génitale, testicules et prostate possèdent une constitution identique, c'est-à-dire une prédominance dans la prostate des culs-de-sac glandulaires sur la trame conjonctive et musculaire; de même que dans les testicules prédominent les tubes séminifères.

Bientôt, à partir de 35 ans, en général, une transformation en sens inverse se produit dans l'un et l'autre de ces organes, et au fur et à mesure que l'individu avance en âge, on voit apparaître en abondance le tissu connectif, alors que s'effacent le tissu glandulaire de la prostate, et les tubes séminifères. La résultante de cette prolifération conjonctive est différente dans la prostate et dans le testicule, produisant dans la première une véritable cirrhose hypertrophique, et dans le second au contraire une atrophie, sur laquelle ont insisté Arthaud, Monod et Terrillon, en montrant qu'elle était la règle chez les vieillards. Il est assez difficile de comprendre néanmoins qu'un processus identique, l'hyperplasie conjonctive, ait des conséquences différentes, et crée dans un cas l'hypertrophie, dans l'autre l'atrophie, et l'explication qu 'en donne Launois, en disant que le fait tient « à ce que les deux parenchymes glandulaires ne sont pas comparables histologiquement » ne parait pas suffisante à satisfaire l'esprit. Pourquoi la sclérose qui aboutit toujours dans l'organisme à l'atrophie, se comporterait-elle différemment avec la prostate?

Il nous semble plus logique de penser que la prostate, comme le testicule, est *soumise primitivement à un processus atrophique*; cette atrophie de la prostate peut d'ailleurs se maintenir et persister chez certains vieillards, et l'atrophie sénile de la glande est un fait acquis et démontré. Si, ordinairement, au lieu d'observer dans la vieillesse une diminution de volume de la glande, on en observe au contraire l'augmentation, cela tient, selon nous, uniquement à ce fait que la prostate subit, toute la vie durant, le contre-coup de l'activité génitale, qu'elle reçoit un afflux sanguin considérable, que ses larges et nombreuses anastomoses avec les vaisseaux du bassin ne lui laissent en quelque sorte ni le temps ni le loisir de se rétracter, mais lui donnent un état vasculaire et congestif, seul capable d'expliquer son hypertrophie. Les prostatiques ne sont-ils pas généralement des variqueux, des hémorrhoïdaires, et les hémorrhagies si fréquentes qui suivent le cathétérisme ne sont-elles pas un appoint de plus en faveur de la théorie que nous soutenons?

Nous n'insisterons pas plus longtemps ici sur cette pathogénie de beaucoup de faits d'hypertrophie de la prostate; M. le professeur Guyon a, depuis longtemps, comparé l'hypertrophie de la prostate à l'hypertrophie amygdalienne, et en a fait une *amygdalite* plus ou moins intense de la glande, au niveau du col de la vessie.

La *physiologie* n'apporte pas grande preuve à la relation qui existe entre les testicules et la prostate; White, Pavone, Launois, etc., insistent, il est vrai, sur ce fait que la vitalité des spermatozoïdes est intimement liée à la sécrétion du liquide prostatique; il n'en persiste pas moins que les phénomènes physiologiques, nerveux, vasculaires ou d'autre origine, qui expliqueraient le fonctionnement inséparable des deux organes, sont encore à trouver.

L'anatomie et la physiologie comparées sont plus probantes : nous rappellerons les faits de Hunter et de Owen qui montrent que chez la taupe mâle et chez le hérisson, la prostate se développe surtout au printemps, à l'époque de la fécondité, tandis qu'elle est à peine apparente en hiver, et ceux de Griffiths, qui a fait la même constatation, appuyée par des recherches histologiques, sur les mêmes animaux avant et après le rut (1).

C. **Étude tératologique.** — C'est assurément la tératologie qui apporte le contingent le plus considérable à l'appui des rapports qui existent entre les testicules et la prostate, en montrant, grâce aux travaux si complets de Godard surtout, que tout arrêt de développement en un sens quelconque, dont le testicule est le siège, retentit sur la prostate et sur les vésicules séminales.

L'absence congénitale des deux testicules paraît s'accompagner de l'atrophie de la prostate, et Godard cite une observation (2) recueillie à la Charité, dans le service de Bouillaud, et due à l'obligeance du professeur Potain, où, dans un cas de ce genre, il y avait une diminution de volume considérable de la glande.

Harrison (3) a noté également l'atrophie de la prostate dans tous les cas de stérilité chez le mâle.

White (4), dans un cas *d'arrêt de développement des organes génitaux externes*, comprenant le pénis, le scrotum et les testicules, a constaté que la prostate avait le volume d'une simple arête.

Il y avait aussi atrophie considérable du lobe gauche de la

(1) Ces faits sembleraient confirmer l'opinion de Mears, prétendant que les proastiques se recrutent surtout parmi ceux qui ont abusé de leurs facultés génitales.

(2) GODARD. *Recherches tératologiques sur l'appareil séminal de l'homme.* Paris, 1860, p. 54.

(3) HARRISON. Cité par LAUNOIS.

(4) WHITE. *Loc. cit.*

prostate dans une observation de Godard (1), où le *testicule gauche était diminué de volume congénitalement.*

Dans la *cryptorchidie*, il y a également atrophie de la prostate et des vésicules séminales, ainsi que le prouvent l'observa- de Cornelli (2) et celle du D' Dubuc, citée par Launois.

Enfin, la *monorchidie* s'accompagne de l'atrophie de la prostate, dans le lobe correspondant au testicule atrophié : Launois en rapporte un fait personnel et un autre très concluant emprunté à la thèse de Bezançon (3) et dont l'examen histologique fut pratiqué. M. Bazy (4) ne croit pas à l'atrophie de la prostate dans les cas de monorchidie : « S'il est vrai, dit-il, que les individus atteints de cryptorchidie, d'atrophie congénitale ou infantile des testicules aient une prostate atrophiée rudimentaire, il n'en est pas de même des monorchides. J'ai eu l'occasion de voir un assez grand nombre de monorchides atteints d'affections des voies urinaires, et chez lesquels j'ai été amené à examiner la prostate ; chez aucun, je n'ai trouvé d'asymétrie. Mon attention a redoublé depuis la publication des faits de castration simple ou double, dans l'hypertrophie prostatique ; or, mes examens n'ont fait que me confirmer dans mes premières remarques. »

Qu'on nous permette cependant de rapporter, à l'appui de la réalité du fait, l'observation suivante, que nous racontait dernièrement notre maître, M. Routier : Le 26 mars 1896, vint le consulter pour des symptômes de prostatisme, un malade de 63 ans, qui se plaignait de mictions fréquentes, survenant aussi bien la nuit que le jour, l'obligeant à uriner une fois au moins par heure ; la station debout, la voiture exagéraient les douleurs ;

---

(1) GODARD. Cité par LAUNOIS. *Ann. des mal. des org. gén.-ur.*, octobre 1891, p. 737.

(2) CORNELLI. Ueber ein Fall von Geburtshinderniss. *Wien. med. Woch.*, 1879, n° 37.

(3) BEZANÇON. *Étude sur l'ectopie testiculaire du jeune âge et de son traitement.* Th. doct. Paris, 1892.

(4) BAZY. *Union médic.*, 14 mars 1896, p. 122.

il n'y avait pas d'hématurie. Or, on ne constatait pas à droite la moindre trace de testicule ; à gauche, la glande était au contraire très volumineuse. Le toucher rectal décela l'absence complète du lobe droit de la prostate, tandis que le lobe gauche était extrêmement volumineux et s'en allait en pointe du côté de la vésicule.

Ainsi l'embryologie, l'anatomie normale ou comparée, la physiologie, la tératologie montrent manifestement les liens qui unissent les testicules à la prostate ; la clinique, s'appuyant sur l'évidence de faits pathologiques bien étudiés et sur l'expérimentation, montra qu'on pouvait tirer de ces prémisses presque théoriques des indications thérapeutiques.

D. Certains **faits pathologiques**, tels que des castrations pratiquées pour des raisons diverses chez l'homme, établissent d'une manière évidente les relations des différents segments de l'appareil génital. Il est regrettable que, dans la plupart des castrations pratiquées soit pour tuberculose testiculaire, soit pour cancer, l'examen de la prostate ait été généralement négligé ; mais il est à ce sujet des observations fort intéressantes et démonstratives, citées par White (1), au Congrès de l'Association américaine de chirurgie, en 1893.

Dès 1847, Grüber (2) avait remarqué une atrophie très nette de la prostate chez un homme de 65 ans, castré dans son enfance ; en 1856, Decimus Hodgson (3) constate que, chez les castrés, la prostate arrive à une condition rudimentaire ; Civiale (4) signale une atrophie complète de la prostate chez un homme castré autrefois et auquel il pratique la lithotomie ; Pélican (5) arrive aux mêmes conclusions et Bilharz (6), et après lui

(1) WHITE. The present surgery of the hypertrophied prostate. *Annals of surgery*, 1893, vol. XVIII, 2.
(2) GRUBER. *Muller's Archiv.*, 1847, p. 439.
(3) DECIMUS HODGSON. *Loc. cit.*
(4) CIVIALE. *Traité prat. des mal. des org. gén.-ur.*, t. II, p. 338.
(5) PÉLICAN. *Skopzenthum in Russland*, 1874.
(6) BILHARZ. *Anat. of the genit. organs of two Ethiopian Eunuchs*, Berlin, 1859.

Launois (1) citent les exemples d'eunuques qu'ils ont pu examiner et chez lesquels la prostate était soit atrophiée, soit disparue.

E. Étude expérimentale. — L'expérimentation confirma les données de l'observation et montra que l'ablation des testicules était invariablement suivie de l'atrophie de la prostate. Launois prétend avoir, dès 1882, pratiqué sur des chiens la castration expérimentale, mais ses observations n'ayant pas été publiées, c'est à Ramm (2) que revient le mérite d'avoir basé, le premier, sur des recherches expérimentales, la castration, employée comme moyen de traitement de l'hypertrophie de la prostate. On sait que les vétérinaires pratiquent souvent chez les animaux la castration, ou, ce qui lui équivaut, le *bistournage*; après chacune de ces opérations, on peut noter qu'il y a une diminution de volume de la glande. Hunter, cité par White, aurait remarqué « que la prostate du taureau est molle et massive et que celle de l'animal châtré est petite, flasque, coriace et filandreuse ». Griffiths a constaté sur deux chiens et deux chats, castrés quelques années auparavant, que « la prostate était devenue une masse de tissu conjonctif fibreux contenant les restes des canaux glandulaires et quelques fibres musculaires atrophiées », et Launois, qui reproduit ces assertions, arrive aux mêmes conclusions.

On a, d'autre part, pratiqué des recherches expérimentales sur la prostate du chien, qui paraît se rapprocher le plus de celle de l'homme et nous rappellerons, au milieu des nombreuses expériences qui ont été faites, celles de Ramm, White et Kirby (3), Albarran, Guyon et Leguen.

White et Kirby établissent une relation entre le poids donné d'un chien et celui de sa prostate et arrivent aux conclusions suivantes :

(1) LAUNOIS. *Ann. des mal. org. gén.-ur.*, octobre 1894, p. 751.
(2) RAMM. *Centralbl. f. Chir.*, 1893.
(3) WHITE. *Annals of surgery*, juillet 1895.

1° Chien pesant 15 kilogr. :

    Poids moyen de la prostate chez un chien
de 15 kilogr............................... 15 gr.

    17 jours après la castration, poids de la pros-
tate............. .... 5 gr. 420

2° Chien de 14 kilogr. :

    Poids approximatif de la prostate........ 13 gr.

    21 jours après la castration............... 5 gr. 700

3° Chien de 14 kilogr. :

    30 jours après la castration, la prostate pèse : 2 gr. 600

4° Chien de 20 kilogr. :

    32 jours après la castration, la prostate pèse : 2 gr. 620

5° Chien de 15 kilogr. :

    41 jours après la castration, la prostate pèse : 5 gr. 700

Nous ne nous dissimulerons pas ce qu'a de faux le genre d'expérimentation qui établit une relation entre le poids du corps et le poids et le volume d'un organe; il n'y a rien de plus variable que ces données et l'on peut généralement regarder comme n'ayant aucune valeur au point de vue des résultats acquis, des expériences ainsi conduites. Aussi regardons-nous comme beaucoup plus concluantes, celles de notre maître M. Legueu, qui, avant l'expérience, fait le toucher rectal, note soigneusement les dimensions de la prostate qu'il inscrit sur un schéma, les compare à ce qu'elles sont devenues après la castration, et corrobore ces résultats par un examen anatomo-pathologique. Voici, d'ailleurs en entier, l'expérience (1) :

Deux chiens sont opérés par la castration bilatérale le 1er mai 1895 ; la prostate, dont le volume a été noté avec soin par le toucher rectal a, chez les deux, à peu près le même volume, celui d'une petite châtaigne. L'un de ces animaux est sacrifié au bout de deux mois et demi ; la prostate a sensiblement diminué de volume, d'un tiers environ. L'autre est sacrifié beaucoup plus tard, le 25 juillet dernier, soit près de cinq mois après l'opération. La prostate de ce chien, qui était avant l'opération un peu plus volumineuse que l'autre, a tellement changé de volume, que c'est à peine si on la retrouve. Elle se présente

(1) LEGUEU. *Arch. de phys.,* n° 1, 1896.

sous forme d'un mince anneau, entourant en collier la partie profonde de l'urèthre postérieur. On peut apprécier sa diminution de volume en la disant réduite aux deux tiers de son volume primitif. Il est à remarquer que l'opération était beaucoup plus ancienne ici que dans la première expérience, la prostate avait donc subi une atrophie plus accentuée.

A l'examen histologique, ces prostates nous montrent que l'atrophie est surtout caractérisée par la régression, par la disparition du tissu glandulaire, au milieu du tissu interstitiel, qui, par comparaison, semble prédominant : il ne s'agit là que d'une apparence, c'est une simple condensation.

Enfin, M. Albarran (1), prétend après ses recherches expérimentales, « qu'il faut être très prudent avant d'affirmer l'atrophie, mais l'examen histologique permet de l'affirmer à la suite de la castration... Elle débute rapidement et est déjà très marquée un mois et demi à deux mois après l'opération ».

Toutes ces expériences montrent donc bien que la castration produit une hypertrophie de la prostate. Il n'en est pas moins vrai qu'on peut leur opposer un certain nombre d'arguments : nous venons de parler de l'erreur que l'on commet en établissant une relation entre le poids d'un animal donné et le volume de sa prostate. D'autre part, l'opinion de Hunter sur la différence qui existe entre la prostate du taureau et celle de l'animal châtré, serait fausse, d'après M. Pégurier (2), qui à la suite de ses examens, déclare « être autorisé à affirmer, contrairement à ce qui avait été énoncé par Hunter et après lui par White et Launois, que la prostate n'a ni un volume ni un aspect macroscopique différents chez le bœuf et le taureau, ou chez le bélier et le mouton ».

Enfin, argument plus sérieux, on ne peut guère conclure de la prostate du chien à celle de l'homme, bien que Mansell Moullin affirme que les chiens, quand ils deviennent vieux, présentent des lésions semblables à celle de la prostate sénile humaine; de même, si la castration détermine l'atrophie de la prostate normale

---

(1) ALBARRAN. *Congrès français de chirurgie*, Paris, octobre 1895.
(2) PÉGURIER. Du trait. de l'hyp. de la prost. par la castration. *Nouveau Montpellier médical*, 28 décembre 1895.

chez les animaux, rien ne prouve qu'il en soit ainsi lorsqu'il s'agit de la prostate hypertrophiée de l'homme.

Quelque valeur que puissent présenter ces arguments, il n'en est pas moins vrai que l'étude expérimentale avait une base solide, car la clinique a donné raison aux expérimentateurs.

F. **Étude clinique**. — C'est le 25 avril 1893 que Ramm (1) faisait la première castration, bientôt suivie d'une autre pour hypertrophie de la prostate. Il s'agissait d'un malade entré jadis à l'hôpital pour une rétention d'urine et qui, depuis quatorze ans, souffrait de douleurs vésicales. Depuis six ans, il était obligé de se servir deux fois par jour, quelquefois deux à trois fois par heure d'une sonde de Nélaton; une année auparavant, on lui avait fait une ponction hypogastrique. La castration fut pratiquée par Ramm et, dans la nuit même de l'opération, le malade put émettre spontanément 80 c. c. d'urine; la prostate diminua de volume et le malade, tout en urinant un peu plus que normalement, n'eut plus besoin d'avoir recours à la sonde.

Ce résultat thérapeutique était trop beau, pour ne pas tenter les chirurgiens; White, à peu près à la même époque, préconisait la castration, qu'il fait reposer, comme Ramm, sur l'analogie qui existe entre l'hypertrophie de la prostate et les fibromes utérins; depuis lors, ces opérations se sont répétées d'une façon si considérable, en Amérique surtout, que nous renonçons même à publier les noms des chirurgiens qui les ont pratiquées; citons néanmoins Haynes, Frémont-Smith, Stunth, Swain, Walker, Faulds, Korren, etc... faisant partie des quarante-huit cas signalés par Launois et Piquois (2) dans leur mémoire, Bryson, Levings, Spencer, Kümmel, etc... En France, Albarran (3) en publia la première observation; les chirurgiens français n'ont d'ailleurs pas accru beaucoup la statistique

<hr>

(1) Ramm. *Loc. cit.*
(2) Launois et Piquois. *Bull. méd.*, juin 1895.
(3) Albarran. *Ann. des mal. des org. gén.-ur.*, août 1895.

(Routier, Legueu, Vautrin, etc.). La question revint devant le dernier Congrès français de chirurgie, et donna lieu à un certain nombre de communications intéressantes, entre autres de nos maîtres M. Routier et M. Legueu, de M. Albarran, de Socin (de Bâle).

En somme, la première statistique, celle de Launois et Piquois, portait sur 48 cas; celle d'English sur 120; M. Albarran en citait au congrès de chirurgie 135 observations; enfin la dernière statistique publiée, celle de Bruns (de Tubingen) comprend 148 cas, ce qui fait un nombre déjà respectable d'opérations, et paraît peut-être excessif. Quoi qu'il en soit, si toutes ces interventions n'ont pas été d'une utilité incontestable, il est permis de dire actuellement que beaucoup d'entre elles ont donné lieu à des résultats relativement beaucoup plus rapides que ceux obtenus par n'importe quel traitement de l'hypertrophie de la prostate; nous prononcerions le mot de « cure radicale », si ce terme pouvait être employé quand on parle de prostatiques; d'autres cas ont été notablement améliorés, d'autres enfin n'ont éprouvé aucune modification.

Sur les 120 faits réunis par English, cet auteur compte 39 guérisons et 57 améliorations de troubles prostatiques dûment constatés; d'après lui, les modifications peuvent survenir immédiatement, quand on se trouve en présence de phénomènes congestifs de la prostate; elles surviennent lentement, quand la congestion ne domine pas seule l'état de la glande. D'après Bruns, on a noté sur 148 cas 38 p. 100 de diminution de volume de la prostate; cette atrophie se manifeste dès les premiers jours qui suivent la castration, et en général, en fort peu de temps, la glande reprend son volume normal.

Chez un grand nombre de malades, les résultats ont été nuls; Czerny (1) est découragé devant le résultat de ses trois interventions, et déclare « que les résultats de la castration sont tristes au plus haut point ». Nous ne pensons pas qu'il faille être

____

(1) Czerny. *Deustch. med. Woch.*, 16 avril 1896.

aussi pessimiste et méconnaître les résultats heureux qu'a donnés souvent cette intervention. White, au contraire, a toute confiance dans la castration, dont les bons résultats ont été prouvés outre mesure par l'expérience clinique; et sur les 111 observations qu'il a recueillies, on a constaté dans 87,2 p. 100 des cas une atrophie rapide de la prostate à la suite de l'opération, une disparition ou une amélioration d'un certain degré de cystite dans 52 p. 100 des cas, un retour plus ou moins grand de la contractilité vésicale (66 p. 100), une amélioration des symptômes les plus ennuyeux (83 p. 100), enfin un retour presque complet aux conditions de miction normale dans 46,6 p. 100 des cas.

Nous pourrions nous étendre plus longuement sur les excellents résultats que nombre de chirurgiens ont, d'une façon indéniable, retirés de la castration; nous pourrions étudier, d'après les faits connus, sur quels symptômes agit plus particulièrement la castration, quels sont les facteurs de la guérison, de même que les causes des insuccès, et essayer d'en déterminer consécutivement les indications. Nous ne le faisons pas ici, pour ne pas nous répéter, nous réservant de traiter ce point spécial à propos de la résection entre ligatures des canaux déférents, opération simple et inoffensive dont les résultats nous paraissent, disons-le de suite, non pas inférieurs, mais absolument semblables à ceux que donne la castration, et dont les indications sont les mêmes. Nous nous contenterons de faire remarquer pour le moment que les chirurgiens américains, qui furent autrefois les plus chauds partisans de la castration, semblent s'être ralentis dans leur zèle; Pilcher et Pierson (1) reconnaissent que cette opération a été suivie de mort, et Bruns sur ses 148 cas, mentionne 28 terminaisons fatales! Nous sommes persuadé qu'il ne faut pas mettre ces morts uniquement sur le compte de la castration, que certains malades ont été enlevés non pas à cause de l'intervention, mais malgré elle, à la suite de pyélo-néphrites, de cystites graves, etc… Il n'en est pas moins vrai que, chez un

(1) PILCHER et PIERSON. *Surgical amer. Assoc.*, 1895.

certain nombre d'opérés, la cause unique de la mort a été l'ablation des testicules, opération très grave chez des vieillards,
déjà d'une santé défaillante, et que dans d'autres cas, le terme
fatal a été avancé, à cause de l'intervention.

Les résultats que nous venons de mentionner s'appliquent à
la castration bilatérale. Les chirurgiens se sont montrés plus
défiants à l'égard de la valeur thérapeutique de la castration
unilatérale et M. Bazy (1), en particulier, ne croit pas à son
influence ; pour lui, « l'absence ou l'ablation d'un seul testicule
n'a aucune espèce d'influence sur le volume de la prostate ni sur
la miction ». Pourtant, théoriquement, la castration unilatérale
est légitimée par les faits :

De monorchidie avec absence du lobe prostatique correspondant (Potington, Le Dentu) ;

De petitesse d'un seul testicule avec moindre développement
d'un lobe de la prostate (Bezançon, Dubuc, Godard, etc.) ;

D'atrophies prostatiques consécutives à des castrations uni-
latérales pour maladies du testicule (faits de Remondino,
Fulton, Gravis, Haynes, Fenwick, cités par English) ;

De même, au point de vue clinique, il semble qu'on puisse
sortir aujourd'hui de la réserve où l'on s'était tenu, et affirmer
l'efficacité de la castration unilatérale en quelques cas. English
relate quatre cas heureux de Haynes, Black, Klark, Kümmel ;
d'autre part, Mansell Moullin (2) obtint également une atrophie
prostatique à la suite d'une castration unilatérale. Enfin, au
dernier congrès des chirurgiens du Nord (1895), Nicolaysen a
relaté l'observation d'un malade auquel il fit l'ablation d'un testicule cancéreux, et chez lequel il trouva, en l'examinant quelques
mois plus tard, une atrophie des deux lobes latéraux de la prostate.

En résumé, deux conséquences paraissent se dégager des
résultats acquis de la castration : la première est, qu'en dépit
des succès thérapeutiques incontestables qu'on lui doit, elle a

(1) BAZY. *Loc. cit.*
(2) MANSELL MOULLIN. *Lancet*, 2 février 1896.

été appliquée sans méthode à tous les cas, comme il arrive souvent à l'origine d'un traitement nouveau; en un mot, qu'on n'en a pas posé suffisamment les indications; la seconde est que cette opération, chez des individus âgés, présente, en outre des inconvénients sur lesquels nous insistons dans le chapitre suivant, une gravité que prouve la mortalité, et qu'il était utile de chercher à lui substituer une intervention reposant sur les mêmes bases, mais d'une plus grande bénignité, et qu'on paraît avoir trouvée en la résection déférentielle.

CHAPITRE III

Arguments contre la castration. Ligature de l'artère hypogastrique. Ligature du cordon spermatique.

Nous venons de voir qu'on possédait, en la castration, un moyen efficace de lutter, en un grand nombre de cas, contre les symptômes alarmants du prostatisme. Cependant, la quantité relativement élevée des morts survenues après l'opération, et qu'établissent les statistiques de Bruns, d'English et de M. Albarran, est venue jeter une ombre sur le tableau et accuser cliniquement la gravité que présentent chez les prostatiques les interventions de ce genre.

Déjà, Voillemier, en 1870, avait insisté, au Congrès français de chirurgie, sur les dangers de la castration, faite pour lésions testiculaires chez les individus âgés.

Les mêmes complications se sont montrées à la suite de l'ablation des testicules chez les prostatiques ; Faulds (1) a vu survenir chez trois de ses opérés des troubles mentaux graves ; d'autres chirurgiens ont également signalé l'éclosion d'accidents cérébraux (2) ; Bruns a remarqué que la castration donnait lieu quelquefois à une vieillesse anticipée ; en un mot, il peut se produire à la suite de l'ablation testiculaire des accidents assez analogues à ceux qu'on a signalés chez la femme à la suite de l'ovariectomie ou de l'hystérectomie.

Mais il est un argument qui, dans un ordre d'idées différent,

(1) FAULDS. *Brit. med. Journ.*, 4 mai 1895.
(2) PILCHER. Castration for prostatic hypertrophy. *Annals of surgery*, juin 1896, p. 693.

a une importance plus considérable. La castration est en effet un moyen extrême, auquel les malades ne se décident pas volontiers, et ce n'est qu'avec une résistance bien compréhensible, qu'ils consentent à faire le sacrifice de leurs testicules, soit qu'ils n'aient pas encore renoncé complètement à les utiliser, soit qu'ils désirent conserver, au moins au point de vue décoratif, les témoins à leurs yeux d'une virilité déchue. Ce côté sentimental de la question n'est pas le moins important, et M. Vautrin l'exprime d'une façon fort imagée, que nous ne saurions nous abstenir de citer : « Ce qui rend, dit-il, la vogue de la castration double très problématique en ce qui concerne le traitement de l'hypertrophie prostatique, ce n'est pas l'inconstance des effets qu'elle procure, car il n'est pas en réalité de moyen plus efficace, mais c'est la mutilation qu'elle entraîne. Il n'est guère de vieillards, si ce n'est ceux qui ont beaucoup souffert de leur vessie, qui consentent de gaieté de cœur à la suppression des attributs de leur sexe. Les uns ont encore des prétentions inassouvies, les autres voient dans l'ablation des testicules la décrépitude de tout leur être et comme le stigmate d'une déchéance honteuse. Et pourtant, dans la généralité des cas, palpez ces testicules de vieux prostatiques, vous les trouverez petits, étiolés, cachés au fond des bourses, comme s'ils avaient conscience de leur impuissance; ils sont là pour mémoire, inertes, sans vie. Quel scrupule aurions-nous de demander le sacrifice de ces glandes en voie d'atrophie ? Pour ma part, je n'en ai aucun. Cependant, le vieillard se décide difficilement à s'en séparer; il vénère ces organes déchus comme les témoins de ses anciens exploits; il sait qu'ils sont là couvant comme le feu sous la cendre, et cela lui suffit. Proposer au vieillard la castration, c'est demander à un propriétaire la cession sans réserve d'un capital à la vérité improductif, mais d'un capital (1). » C'est de cette répugnance des malades à accepter la castration que sont nées diverses méthodes chirurgicales substitutives.

(1) VAUTRIN. *Ann. des mal. des org. gén.-ur.,* mars 1895, p. 222.

Il faut avouer que la première méthode qu'on tenta de substituer à la castration, pour lutter opératoirement contre l'hypertrophie de la prostate, parut au moins étrange et inattendue : nous voulons parler de la ligature de l'artère iliaque interne, proposée et pratiquée par Bier (1). Bien que ce genre d'intervention paraisse destiné à rentrer dans l'oubli, nous tenons à en parler, parce qu'il marque un temps d'arrêt dans l'histoire thérapeutique du prostatisme, et qu'il sert en quelque sorte de trait d'union entre la castration et les méthodes opératoires, dont le but est d'agir indirectement sur la prostate.

A. Ligature de l'iliaque interne. — C'est vers la fin de l'année 1893 que Bier eut l'idée de son opération. Constatant l'inefficacité de la plupart des traitements de l'hypertrophie prostatique; se fondant d'autre part sur l'analogie établie entre cette maladie et certaines affections utérines, il essaya de s'engager dans une voie nouvelle, et appliquant à l'homme le genre d'opération que Battey avait proposée pour enrayer l'évolution des fibromes utérins, il lia l'artère hypogastrique pour priver la prostate de sang et tenter d'en diminuer le volume.

Cette ligature peut être faite, d'après lui, soit par l'abdomen, soit par le périnée. La voie transpéritonéale est plus facile, mais l'agitation du malade et la difficulté d'obtenir une anesthésie parfaite doivent lui faire préférer la voie périnéale. Bier fit ainsi trois opérations : la première, qui eut lieu par la voie abdominale, *dura deux heures et demie;* il fallut pratiquer la respiration artificielle, etc., et le malade mourut le quatrième jour de septicémie péritonéale. Il est vrai que pendant les trois jours qui suivirent l'intervention, on fut à même d'en constater les bons effets.

Les deux autres opérations furent faites par la voie périnéale : le premier malade, âgé de 65 ans, eut, au bout de quatre mois, une prostate ramenée au volume normal ; la fréquence des mictions

(1) BIER. *Wiener klin. Woch.*, 1894, n° 32.

disparut et la force du jet revint comme autrefois ; chez le second, le volume de la prostate diminua de moitié ou d'un tiers, mais le malade avait conservé de la fréquence des mictions.

L'auteur déclare son procédé moins dangereux que la cystotomie sus-pubienne ou la prostatotomie périnéale ; mais ce qui paraît plus étonnant, c'est qu'un an plus tard, il trouva un imitateur en Willy Meyer (de New-York) qui, le 11 décembre 1894, relatait devant l'Académie de médecine de New-York trois observations personnelles qui furent publiées il y a quelques jours seulement (1). Nous croyons utile de donner, d'une façon résumée, les résultats assez instructifs de ces nouveaux cas de ligature de l'artère iliaque interne qui, jusqu'à présent, n'avaient pas été intégralement connus.

La première observation se rapporte à un homme de 55 ans, atteint de rétention complète depuis cinq mois, de catarrhe purulent vésical et d'incontractilité de la vessie. A la suite de la ligature double de l'hypogastrique se montra le deuxième jour une hémorrhagie secondaire qui nécessita la ligature de l'iliaque primitive à son origine aortique ; celle-ci causa une gangrène des orteils et d'une partie du métatarse, qui nécessita une amputation de l'avant-pied. Quant au résultat de l'opération, au point de vue de l'hypertrophie prostatique, il fut complètement négatif, bien qu'au début on ait pu constater la disparition de quelques troubles fonctionnels. Le second opéré était âgé de 63 ans ; la prostate était grosse ; depuis trois mois, il avait une rétention complète, et à son entrée à l'hôpital le cathétérisme était impossible. A la suite de la ligature bilatérale de l'hypogastrique, le malade put uriner, mais il mourut au quatrième jour dans le coma.

Le troisième prostatique enfin, âgé de 65 ans, ne fut opéré que d'un côté. Le résultat fut complètement négatif, et l'on fut

(1) WILLY MEYER. Further experience in the effect of the simultaneous ligation of both internal iliac arteries for hypertrophy of the prostate gland. *Annals of surgery*, juin 1896, p. 705.

obligé, pour mettre un terme à ses troubles urinaires, d'établir une fistule sus-pubienne selon la méthode de Witzel.

En somme, le résultat de ces trois opérations n'a rien de particulièrement brillant, ainsi que l'avoue d'ailleurs l'auteur lui-même qui, pourtant, la recommande. Nous n'irons pas jusqu'à nier qu'à la suite de la ligature de l'iliaque interne, il ne puisse se montrer une décongestion de la prostate ; mais, en considérant la difficulté et le labeur de l'opération elle-même, en songeant, d'autre part, à l'importance du vaisseau et au nombre considérable de branches qui en naissent, on comprend aisément les complications graves qu'elle peut faire naître et le juste oubli dans lequel elle est tombée, puisque White n'en parle même pas dans son article sur le traitement des prostatiques.

B. Ligature du cordon spermatique. — Avec la ligature du cordon spermatique, nous abordons l'histoire d'interventions chirurgicales plus judicieuses, reposant sur des faits pathologiques certains, et répondant à un raisonnement plus sérieux. Quelques chirurgiens se sont dit en effet : « L'ablation des testicules donnant lieu à une atrophie de la prostate et à la disparition des symptômes alarmants de cette affection, pourquoi, au lieu de proposer aux malades la castration toujours si mal accueillie, ne pas chercher à diminuer simplement d'abord le volume du testicule et à en tarir la spermatogénèse ? Certaines opérations de varicocèle ne sont-elles pas suivies quelquefois d'atrophie du testicule, survenue d'une façon fortuite, parce que le chirurgien, au lieu de comprendre uniquement les veines du cordon dans sa ligature, n'en a pas exclu les autres éléments ? Et dès lors, pourquoi ne pas faire bénéficier les malades d'une opération simplifiée, arrivant au même but, et ne pas substituer à la castration vraie ce que M. le professeur Guyon a si heureusement baptisé du nom de « castration physiologique » ?

En tenant ce raisonnement, en voulant susbtituer à la castration anatomique la castration physiologique, les chirurgiens

espèrent arriver au même résultat qu'avec l'ablation des testicules, c'est-à-dire produire primitivement l'atrophie de la glande
génitale et consécutivement celle de la prostate.

Déjà Richmond (1) avait proposé d'appliquer à l'homme,
pour lutter contre les accidents du prostatisme, l'opération que
pratiquent sous le nom de *bistournage*, les vétérinaires, opération qui consiste en la torsion et l'écrasement des vaisseaux du
cordon et qui produit une atrophie des testicules ; Mac-Munn (2),
à la suite d'une ligature de l'artère spermatique, a vu se produire une diminution de volume de la glande génitale. Malheureusement, aucun de ces auteurs ne parle de ce qui se passe du
côté de la prostate, seul point important ; en effet, que la ligature de l'artère spermatique produise l'atrophie du testicule et
même la gangrène (Chauveau), le fait n'est nullement contesté
et les expériences d'Astley Cooper, de Curling, de Gosselin
l'établissent surabondamment ; c'est d'ailleurs en partant de
cette idée qu'Harvey, le premier, puis Maunoir (de Genève),
Volkmann, Miflet, Niemann ont proposé de substituer à la
castration la ligature de l'artère spermatique, dans le traitement
des tumeurs du testicule. Mais, nous le répétons, il n'en résulte
pas et il n'est nullement démontré que cette atrophie du testicule soit accompagnée ou suivie d'une atrophie similaire de la
prostate.

C'est dans le même ordre d'idées que Mears (3) et Stafford (4)
ont proposé et pratiqué, pour traiter l'hypertrophie prostatique,
la ligature en masse du cordon spermatique.

Les opérations furent évidemment suivies de diminution du
volume du testicule, mais l'état de la glande uréthrale n'est pas
signalé ; il est probable néanmoins qu'une atrophie de cette dernière a pu se produire, puisque la ligature comprenait également

(1) RICHMOND. *British med. Journ.*, 9 février 1895.
(2) MAC-MUNN. *Brit. med. Journ.*, 12 janvier 1895.
(3) MEARS. Ligature of the spermatic cord in the treatment of hypertrophy of
the prostate gland. *New-York med. Journ.*, 16 février 1896, p. 106.
(4) STAFFORD, cité par M. ROUTIER, *Méd. mod.*, 15 février 1896, p. 106.

le canal déférent, dont la striction détermine, ainsi que nous le démontrerons plus loin, une régression dans les dimensions de la prostate. Mais cette régression serait-elle certaine à la suite de la ligature en masse du cordon, que nous n'en jugerions pas moins cette intervention comme inutile, puisqu'aujourd'hui l'on possède en la résection simple des canaux déférents un procédé plus bénin, moins offensif pour le testicule, capable de lutter contre certains troubles du prostatisme, aussi bien que la castration, dont il a les mêmes indications et la même efficacité (1).

(1) Nous rappelons ici que certains chirurgiens américains (Guiteras, Hartley) ont voulu simuler, après la castration, la présence de testicules dans les bourses, en enfonçant au fond du scrotum, des balles en celluloïd. Ils n'imitaient, d'ailleurs, que ce qu'avait fait en France, M. Tuffier, après la castration pour testicules tuberculeux. Dernièrement (12 juin 1896), à la Société de médecine de Bordeaux, M. Loumeau présentait un nouvel appareil prothétique, fait d'une balle de soie fine, creusée d'un tunnel, pouvant donner la sensation de mollesse du testicule. L'obligation de recourir à cette supercherie, montre le dégoût qu'ont les malades à accepter la castration, et parle, mieux que nous ne pourrions le faire, en faveur d'une méthode de traitement, qui leur laisse leurs testicules, au lieu d'en fournir simplement la sensation.

CHAPITRE IV

Ligature et résection des canaux déférents. — Étude clinique et expérimentale. Indications de la méthode ; résultats ; manuel opératoire.

La ligature et la résection des canaux déférents étaient une conséquence logique de la castration et l'expérimentation d'abord, la clinique ensuite prouvèrent que de cette intervention si simple et si bénigne sur les canaux déférents devaient découler des résultats thérapeutiques importants pour le traitement chirurgical de l'hypertrophie prostatique. Harrison fut incontestablement le premier chirurgien qui ait eu l'idée de pratiquer la section des canaux déférents pour lutter contre les symptômes graves du prostatisme ; son observation date de 1893, ainsi que l'établit sa lettre à Mac-Munn ; il pratiqua la discission sous-cutanée, et bien qu'il soit muet sur la modification survenue du côté de la prostate, il fut assez heureux pour guérir un cas invétéré, douloureux, puisque huit années plus tard, son opéré était encore en vie et fort bien portant. Quoi qu'il en soit, cette opération semblait destinée à ne pas sortir de l'oubli, lorsque parurent, à peu près à la même époque, les travaux de Pavone en Italie, de White en Amérique, avec lesquels commence la période expérimentale, à laquelle sont encore attachés les noms du professeur Guyon et de M. Legueu, de Harrison, d'Isnardi, d'English, etc...

Mais avant d'aborder l'étude expérimentale et clinique de la ligature et de la résection des canaux déférents dans l'hypertrophie de la prostate, nous tenons à examiner quelle fut l'idée

qui servit de point de départ à cette intervention, et à montrer,
bien que les résultats en eussent été excellents, combien cette
idée était fausse et peu en rapport avec nos connaissances
anatomiques et physiologiques.

§ 1. — Absence d'atrophie testiculaire à la suite de la ligature et de la résection du canal déférent.

Il est une loi physiologique, reposant sur des données expérimentales, en vertu de laquelle toute ligature des canaux excréteurs d'une glande est suivie de l'atrophie de cette glande; ceci
est démontré pour les reins, le pancréas, le foie, les glandes sali-
vaires, etc., et en proposant, pour traiter l'hypertrophie prostatique, la ligature du canal déférent, les premiers expérimentateurs
pensèrent obéir à cette même loi physiologique, c'est-à-dire
déterminer l'atrophie du testicule et consécutivement celle de la
prostate. C'est ce qui apparait clairement à la suite des décla-
rations d'Isnardi, qui, pour prouver l'action de la ligature du
canal déférent sur la glande uréthrale, cite les expériences de
Charcot et Gombault, de Foà et Salvioli, liant le canal cho-
lédoque et amenant l'atrophie des acini hépatiques, celles de
Miflet (1) où la ligature de la veine spermatique atrophia le testicule, le cas de Jacobson (*Malad. des org. de la génér.*) où la
ligature de la seule veine spermatique amena une inflammation
grave et la gangrène du testicule; celui de White (2) qui vit la
gangrène de la glande sexuelle survenir après la ligature de ses
vaisseaux nourriciers.

Isnardi et ceux qui, avec lui, soutiennent la théorie de l'atrophie testiculaire consécutive à la ligature du canal déférent, ont
péché doublement, d'abord parce qu'ils paraissent avoir confondu
les phénomènes qui suivent la striction des vaisseaux du cordon

(1) MIFLET. *Langenbeck's Archir.*, Bd XXIV, 1879.
(2) WHITE. *Ann. of surgery*, 1895.

avec ceux qui surviennent après la ligature isolée du canal
déférent, ainsi que nous le démontrerons en plusieurs points de
ce travail ; ensuite, parce qu'ils n'ont pas réfléchi que le testicule, par son origine embryogénique, est tout à fait différent des
autres glandes, qu'il constitue un organe à sécrétion interne
échappant à la loi qui régit les autres glandes de l'économie
et leurs canaux excréteurs, ce que prouva d'ailleurs la clinique,
et ce que nous démontrerons facilement en nous appuyant sur
la tératologie, la physiologie et sur quelques faits pathologiques.

a) La *tératologie* nous montre que, malgré l'absence congénitale ou l'arrêt de développement du canal déférent des deux
côtés ou d'un seul, l'homme peut présenter des testicules normaux ; bien plus, qu'il est parfaitement apte à la copulation et
puissant, — mais évidemment stérile. — Les faits suivants
d'anomalies diverses des canaux déférents et des vésicules séminales en sont la preuve : Tenon (1) rapporte le cas d'un enfant
de deux mois, atteint d'exstrophie de la vessie, chez lequel « le
scrotum, les testicules, les vaisseaux spermatiques étaient dans
l'état naturel, si ce n'est que les conduits déférents aboutissaient
séparément dans le fond du bassin à deux tubercules blancs ;
ils s'implantaient dans quelque membrane, sans qu'ils parussent
avoir aucune communication avec des parties qui tendissent au
dehors ».

Brugnone (2) raconte qu'en disséquant les organes sexuels
d'un sujet de 26 à 27 ans, il ne persistait de l'épididyme du côté
droit que la tête, qui était remplie de spermatozoïdes ; le reste
de l'épididyme et le canal déférent n'existaient pas ; le testicule
était parfaitement sain et presque égal à celui du côté gauche.
La vésicule séminale correspondante présentait à son extrémité
antérieure une portion de canal déférent de 3 centim. de longueur.

<hr>

(1) TENON. Mémoire sur quelques vices des voies urinaires, etc., in *Mémoire de
l'Acad. royale des sciences de Paris*, 1761, p. 115.
(2) BRUGNONE. Observ. anat. sur les vésicules séminales. *Mémoires de l'Acad
royale des sciences de Turin*, 1786-87, p. 625.

Dans un cas de Bosschka (1), rapporté par Curling, « le canal déférent gauche d'un homme robuste se terminait en cul-de-sac près du testicule; la vésicule séminale correspondante était rudimentaire et formait un canal borgne et contourné en S; néanmoins le testicule gauche était normal.

Hunter (2) cite le cas d'un individu, dont il disséqua les organes génitaux, et chez lequel les canaux déférents manquaient au niveau des testicules, mais se terminaient dans une vésicule séminale unique sans communication avec l'urèthre. Le testicule de ce côté était sain et à peu près de la même grosseur que l'autre.

Gosselin (3) rapporte l'observation d'un homme de 20 à 25 ans, chez lequel le canal déférent droit manquait complètement, si ce n'est au niveau de l'épididyme, où il était représenté par un filament assez gros qui n'avait que 8 à 10 millim. de longueur, et au niveau de la vessie. Le testicule correspondant était pourtant normal et contenait des spermatozoïdes.

Simon et Godard (4) ont disséqué les organes génitaux de ce malade, chez lequel « il y avait, à gauche, absence du corps de l'épididyme, de la queue de cet organe, du canal déférent et de la vésicule séminale. Le parenchyme du testicule gauche était normal, et les canalicules parfaitement disposés ».

English (5) cite encore des observations semblables, mais que nous n'avons pas retrouvées, de Béraud, München-Meyer, Günther.

En somme, il résulte de cette étude de tératologie que l'absence partielle ou totale du canal déférent n'a aucune influence sur le testicule, qui continue à se développer et à sécréter des spermatozoïdes, comme s'il les utilisait, et que ce

(1) BOSSCHKA. *Dissert. sistem observationem de vesiculæ seminalis sinistræ defectu, integris testibus, vase vero deferente sinistræ clauso,* cité par WROLIK. Leyde, 1813.
(2) HUNTER. *Œuvres complètes,* éd. Palmer, vol. IV, p. 23.
(3) GOSSELIN. *Arch. gén. de méd.,* 4ᵉ série, t. XIV, p. 408.
(4) SIMON et GODARD. In GODARD. *Loc. cit.,* p. 89.
(5) ENGLISH. *Soc. imp. roy. des méd. de Vienne,* 17 janvier 1896.

fait ne se rencontre pour aucune des autres glandes de l'économie.

b) La *physiologie* et les expériences pratiquées sur les animaux montrent également l'absence d'atrophie testiculaire à la suite des interventions faites sur le canal déférent; il faut avouer pourtant que sur ce point, l'accord est moins unanime.

En effet, un auteur italien, Alessandri (1), étudiant expérimentalement les modifications produites sur le testicule par les lésions des différents éléments du cordon, arrive à cette conclusion que la ligature du canal déférent détermine l'atrophie du testicule, en produisant d'abord une dégénérescence graisseuse des tubes séminifères, suivie bientôt d'une sclérose conjonctive périvasculaire, sclérose qui, finalement, envahit les tubes séminifères.

Alessandri s'appuie, pour démontrer la vérité des résultats auxquels il est arrivé, sur les recherches de Malassez et Terrillon (2), qui auraient observé à la suite de l'oblitération des canaux déférents une sclérose atrophique des conduits de l'épididyme. Or, il est inadmissible de comparer les expériences d'Alessandri à celles de Malassez et Terrillon. Ces auteurs étudiant expérimentalement l'anatomie pathologique de l'épididymite consécutive à l'inflammation du canal déférent, furent amenés à pratiquer à travers la lumière de ce canal des injections caustiques, au nitrate d'argent, par exemple, lesquelles donnaient lieu à une inflammation septique, qui, de proche en proche, s'étendait jusqu'au testicule et l'atrophiait, et encore pas dans tous les cas. Il n'est donc pas permis à Alessandri de s'appuyer sur les recherches de Malassez et Terrillon, pour étayer ses expériences personnelles, ni d'assimiler l'action produite sur le testicule à la suite de la ligature *aseptique* du canal déférent à celle d'une inflammation septique, produisant

---

(1) ALESSANDRI. Le lesioni dei singoli elementi del cordone spermatico e loro consequenze sulla glandola genitale. (*Il Policlinico*, 1er mai 1895.)

(2) MALASSEZ et TERRILLON. Recherches expérimentales sur l'anatomie pathologique de l'épididymite, etc. *Arch. de phys.*, 1880, p. 738.

une oblitération. D'ailleurs l'opinion d'Alessandri est en désac-
cord complet avec les expériences d'Astley Cooper, de
Curling, de Gosselin, de Godard, de M. Brissaud.

Astley Cooper (1) est le premier qui ait déterminé par des
expériences sur les animaux, l'influence de l'ablation d'une partie
des canaux déférents sur le volume du testicule et les facultés
génératrices : « En 1823, dit-il, j'ai fait l'expérience suivante
sur un chien : j'ai divisé d'un côté le canal déférent, et du côté
opposé l'artère et la veine spermatiques. Du côté où l'artère et
la veine avaient été coupées, le testicule s'est gangrené et a été
éliminé sous forme d'eschares. Le testicule du côté où le canal
déférent a été coupé est devenu un peu plus volumineux que
d'ordinaire. Je gardai ce chien six ans. Durant ce laps de
temps, deux fois on le vit exercer le coït ; mais la femelle n'eut
pas de petits. Cela se passait en 1827. »

Curling (2), répétant le même genre d'expériences, en
publiait ainsi le résultat : « Le 23 février 1842, j'ai divisé sur
un chien le canal déférent gauche, ainsi qu'une petite artère qui
l'avoisinait (ce n'est pas l'artère spermatique) et j'ai excisé une
petite portion du canal déférent droit. Plus tard, l'animal pour-
suivit une chienne qui habitait une des maisons du voisinage.

Le 26 avril suivant, je le fis tuer. L'aorte abdominale fut
injectée. *Le testicule droit était sain et normal quant au
volume ;* l'épididyme, dur et distendu par une matière blanche,
épaisse, renfermait des spermatozoïdes. Les bouts divisés du
canal déférent étaient séparés et parfaitement oblitérés. L'artère
spermatique droite avait ses dimensions ordinaires. *Quant au
testicule gauche, il était atrophié* et il n'avait plus rien de sa
structure ordinaire. »

Curling répéta sur trois autres animaux des expériences
semblables confirmatives de la précédente.

---

(1) ASTLEY COOPER. *Observations on the structure and diseases of the testis.*
Londres, 1841, p. 52.
(2) CURLING. *Maladies du testicule.* Traduction par GOSSELIN. Paris, 1857.

En 1847, Gosselin (1) met à nu chez un chien le cordon spermatique gauche, en isole les éléments, et coupe seulement le canal déférent dont il excise un centimètre ; un an après, le testicule n'était modifié ni dans son volume, ni dans ses caractères. — La même année, il pratiqua chez un autre chien la section du canal déférent droit et la ligature en masse du cordon spermatique gauche, après en avoir isolé le canal déférent. Le testicule gauche se sphacéla, tandis qu'à droite il n'y eut aucune modification de la glande.

Enfin, en 1859, Godard et Martin-Magron (2) pratiquent sur un lapin une excision des deux canaux déférents. Deux mois après, l'animal est sacrifié ; les testicules ne sont nullement atrophiés, et à droite même il y a une quantité assez abondante de spermatozoïdes ; et Godard conclut ainsi : « l'excision d'une partie du canal déférent pratiquée chez de jeunes animaux n'empêche pas le développement ultérieur du testicule, qui acquiert son volume normal et fonctionne, comme s'il n'était point privé de son conduit excréteur ».

Enfin les recherches expérimentales et anatomo-pathologiques de M. Brissaud n'ont fait que confirmer toutes celles que nous venons de décrire, et arrivent à ce résultat que la ligature du canal déférent ne donne aucunement lieu à une atrophie testiculaire. Néanmoins, il se produirait, à la suite de la ligature, du côté des testicules quelques modifications qui ne se montrèrent que chez les animaux au moment du rut. Cette modification n'est pas une atrophie, mais « une exagération transitoire du travail spermatogénique, à la suite de laquelle l'organe, sans retourner à l'état embryonnaire, revient à une constitution plus simple, celle de la neutralité fonctionnelle, c'est-à-dire celle qui précède son développement complet ou qui correspond aux intervalles du rut ».

c) Enfin il est un grand nombre de *faits pathologiques* qui

(1) GOSSELIN. *Arch. gén de méd.*, 1853, p. 258 et 259.
(2) GODARD. *Recherches tératologiques sur l'appareil séminal de l'homme*, p. 100.

prouvent que les lésions des cordons ne retentissent nullement sur le testicule. C'est ainsi qu'à la suite de funiculites blennorrhagiques ou d'oblitérations quelconques du canal déférent, on n'observe pas de diminution du volume de la glande génitale, qui continue à fonctionner comme auparavant, sans que rien ne vienne compromettre la puissance ni l'aptitude au coït des individus atteints, dont les spermatozoïdes ne dépassent pas le niveau oblitéré et qui deviennent stériles, si la lésion est bilatérale.

D'autre part, on sait que Bardenheuer a proposé l'extirpation de l'épididyme et d'une partie du canal déférent, comme procédé de traitement de la tuberculose génitale ; or, il n'observa jamais, dans les 34 cas qui lui sont personnels, de modification ni de changement de volume du testicule ; les malades furent observés la plupart assez longtemps, et il fut facile de constater que rien n'était changé dans leur puissance sexuelle. English, qui rapporte ces faits de Bardenheuer, en cite un semblable qui lui est propre. Il s'agit d'un malade atteint de tuberculose génitale, chez lequel on avait pratiqué à gauche la castration, mais qui ne l'avait pas acceptée à droite. English lui fit de ce côté la résection de l'épididyme et d'une partie du canal déférent. Le malade mourut vingt et un mois après l'opération, et l'examen du testicule montra qu'il n'était nullement modifié dans sa structure, mais qu'il ne contenait pas de spermatozoïdes.

Enfin, dans nos observations, on peut voir, dans les cas où, à la suite de la ligature et de la résection du canal déférent, le testicule a été examiné, que cet organe n'est nullement diminué de volume (Routier, Loumeau), si ce n'est lorsque, comme Isnardi ou Harrisson, on comprend dans la ligature un vaisseau ou un groupe vasculaire.

Si nous avons insisté si longuement sur ces rapports du testicule et des canaux déférents, c'est que nous tenions à prouver que, bien que la ligature et la résection de ces canaux fussent un dérivé de la castration, ce procédé opératoire ne reposait néanmoins pas sur le même mécanisme, que le volume du testicule n'est nullement en jeu, et que si une atrophie de la prostate en est la conséquence, elle ne reconnaît pas comme intermédiaire une diminution dans les dimensions de la glande génitale. Cette croyance que l'atrophie du testicule devait se produire forcément après la ligature du conduit excréteur du sperme, a fait dire à Griffiths :

« A propos de l'idée de M. Harrison de la division du canal déférent dans l'hypertrophie prostatique, je n'ai, pour mon compte personnel, pas recueilli d'expériences concluantes ; mais voyant que l'oblitération du canal déférent a si peu d'influence sur la structure et la sécrétion du testicule, il me semble douteux que l'opération puisse suffire à agir sur la prostate » (1). Dittel est, lui, un partisan de la résection des canaux déférents, mais croit qu'il doit y avoir une atrophie consécutive des testicules comme il s'en montre à la suite des opérations de varicocèle (2). Cette atrophie testiculaire qui se montre quelquefois à la suite des interventions sur le cordon dans le varicocèle a été d'ailleurs la grande cause qui a fait naître l'erreur des premiers chirurgiens, et si dans un cas d'Isnardi que nous relatons (v. obs.) cet auteur a observé à la suite de la section sous-cutanée du conduit une atrophie testiculaire, c'est que, comme il le dit lui-même au cours de son observation, il a sectionné en même temps que le conduit une artère qui l'accompagnait et qui était probablement l'artère spermatique, comme le fait a dû se produire dans tous les cas où cette atrophie s'est montrée après l'opération (Harrison, etc.).

§ 2. — Étude expérimentale.

Les premières recherches expérimentales qui aient été faites sur les animaux, pour établir l'action sur la prostate de la ligature et de la section des canaux déférents sont comme nous le

---

(1) GRIFFITHS in WHITE. *Med. News*, 80 novembre et 7 décembre 1895.
(2) DITTEL. *Réunion de la Soc. des méd. de Vienne*, 28 décembre 1895.

disions plus haut, celles de White et de Pavone, faites à peu
près simultanément. Comme les recherches de White ont été
publiées quelques jours avant celles de l'auteur italien, c'est par
elles que nous commencerons cette étude expérimentale.

C'est dans le courant de janvier 1895, que White (de Philadelphie) institua, avec la collaboration de Wood et Kirby, un
certain nombre d'expérimentations sur les chiens, pour déterminer si l'on pouvait, à la suite d'interventions sur le canal
déférent, espérer faire bénéficier les prostatiques d'une amélioration quelconque. Les expériences consistaient en ligatures
bilatérales des canaux déférents avec ou sans section entre les
points liés ; les résultats furent les suivants, que nous donnons
d'une façon succincte :

CHIEN N° 1. — Double ligature sans section. Animal tué dix jours après l'opération. Poids du corps : 10 kilogr. 231 ; poids de la prostate : 4 gr. 310. Perte
de poids de la prostate : 4 gr. 560. Testicules normaux.

CHIEN N° 2. — Double ligature sans section. Animal tué le vingt-cinquième
jour. Poids du corps : 15 kilogr. 419 ; poids de la prostate : 6 gr. 630. Perte
de poids de la prostate : 6 gr. 370. Testicules normaux.

CHIEN N° 3. — Section bilatérale entre deux ligatures. Animal tué le
trente-troisième jour. Poids du corps : 13 kilogr. 605. Poids de la prostate :
2 gr. 480. Perte de poids de la prostate : 10 gr. 520. Testicules normaux.

CHIEN N° 4. — Double ligature sans section. Animal tué le trente-septième
jour. Poids du corps : 9 kilogr. 977. Poids de la prostate : 1 gr. 010. Perte de
poids de la prostate : 4 gr. 655. Testicules non examinés.

CHIEN N° 5. — Double ligature sans section. Chien tué le cinquante-
deuxième jour. Poids de l'animal : 22 kilogr. 222. Poids de la prostate : 4 gr. 350.
Perte de poids de la prostate : 14 gr. 650. Testicules normaux.

CHIEN N° 6. — Double ligature sans section. Animal tué le cinquante-
deuxième jour. Poids du corps : 19 kilogr. 800. Poids de la prostate : 7 gr. 450.
Perte de poids de la prostate : 11 gr. 650. Testicules normaux.

L'*examen microscopique* a montré que chaque prostate présentait des lésions
d'atrophie commençante ou accusée, et que les testicules n'avaient que des
lésions insignifiantes.

Ces résultats surprirent White, qui fut étonné beaucoup
moins de voir survenir à la suite de la ligature une atrophie
prostatique que de constater le peu de changement du testicule,

résultat auquel il ne s'attendait pas et qu'il trouve anormal;
dans la même série d'expériences, il fit la ligature isolée des
éléments vasculaires du cordon et il conclut : « mes expériences
sur les chiens ont montré, qu'à peu près dans chaque cas où le
canal déférent était lié ou divisé des deux côtés, il y avait, sans
grand changement du côté des testicules, une atrophie commençante et une perte de poids de la prostate. Ces expériences
demandent répétition et confirmation, car l'absence correspondante de modifications testiculaires fait paraître les résultats
anormaux » (1).

A la même époque, Pavone, ignorant les travaux contemporains de White, se demandait aussi si la résection bilatérale
des canaux déférents ne produirait pas sur la prostate le même
effet que la castration, et le 1er juin 1895, il publiait le résultat
de ses recherches personnelles; expérimentant sur les chiens,
parce que, dit-il, les altérations de la prostate, sont chez ces
animaux analogues à celles que l'on rencontre chez l'homme, il
injectait à chaque chien, avant l'expérience, deux à trois gr.
d'une solution d'atropine à 1 p. 1000 et de morphine à 1 p. 100.
Les animaux étaient tués à des époques plus ou moins éloignées,
pesés et leur prostates examinées, après durcissement. Chez les
deux chiens, auxquels il fit l'excision entre ligatures des canaux
déférents, il trouva une diminution de volume de la prostate,
laquelle au microscope, montrait une disparition de son tissu
propre, qui était remplacé par du tissu conjonctif; la périphérie
de la glande était moins altérée que le centre. L'auteur conclut
de ses expériences que « la résection bilatérale des canaux
déférents produit l'atrophie de la prostate, de la même façon
que la castration bilatérale. »

En octobre 1895, M. le professeur Guyon (2) relatait le
résultat d'expériences semblables, faites en collaboration avec
M. Legueu; bien que, dans leurs détails, les résultats expé-

(1) WHITE. *Ann. of surgery*, juillet 1895, p. 47.
(2) GUYON. *Congr. fr. de Chir.* Paris, octobre 1895.

rimentaux diffèrent légèrement de ceux de Pavone, il n'en résulte pas moins que les expérimentateurs ont noté une atrophie de la prostate, en quelques cas. Notre maître M. Legueu (1) publiait, quelque temps après, les résultats suivants :

Six chiens ont été opérés par la résection du canal déférent des deux côtés.

Le manuel opératoire a été le suivant : mise à nu du cordon spermatique, isolement et résection du canal déférent sur une longueur de 4 à 5 centimètres. Dans les deux premières expériences, j'avais cru devoir faire à la soie la ligature du bout périphérique, mais cette manœuvre fut excessivement douloureuse ; les animaux hurlèrent pendant deux jours, l'un d'eux même se tua le second jour en se frappant la tête contre les murs. Aussi, dans les autres opérations, je me contentai de faire seulement l'excision en laissant les deux bouts libres dans le tissu cellulaire.

Les animaux furent sacrifiés au bout de cinq mois, de quatre mois, de quatre-vingts jours et de soixante-quatorze jours.

Les résultats ont varié pour chaque cas.

Un animal sacrifié au bout de cinq mois ne présentait macroscopiquement aucune modification de volume de la glande. La prostate était très grosse avant l'opération : c'était un vieux chien ; au bout de quatre mois, elle n'avait en rien changé de volume, elle était aussi grosse, aussi ferme qu'avant. L'examen histologique montra d'ailleurs qu'il n'y avait aucune modification de sa structure : rien n'y dénotait la trace d'une atrophie commençante.

Un second chien fut sacrifié également un peu plus tôt, au bout de quatre mois ; la prostate, quoique beaucoup moins grosse que chez l'autre animal avant l'opération, n'avait également aucunement changé de volume à l'œil nu. Mais l'examen histologique révélait cependant quelques modifications de la texture : le tissu glandulaire paraît un peu plus effacé que dans une prostate normale, le tissu interstitiel, au contraire, paraît prédominant, mais il n'y a rien de si accentué, de si net, rien de semblable à ce qu'on retrouve dans la prostate après la castration bilatérale.

Sur trois autres chiens sacrifiés, l'un au bout de quatre-vingts jours, et deux autres au bout de soixante-quatorze jours, la prostate n'avait également pas changé de volume. Mais chez l'un d'eux seulement, sacrifié au bout de soixante-quatorze jours, la prostate montrait au microscope une atrophie glandulaire assez accentuée (2).

M. Legueu conclut ainsi : « Sans vouloir tirer de ces expériences des conclusions absolument fermes, il est cependant

(1) Legueu. *Arch. de Phys.*, 1896, p. 154.
(2) Peut-être la différence des résultats dans ces expériences, avec celles des autres expérimentateurs, tient-elle à ce que M. Legueu s'est contenté de faire l'excision, sans ligatures préalables.

logique d'admettre que l'excision du canal déférent trouvera ses indications. Déjà, après quelques auteurs, M. Guyon a eu l'occasion de pratiquer deux fois cette opération ; je l'ai moi-même pratiquée une fois, et les opérations dont mon maître a fait l'objet d'une communication au dernier Congrès de chirurgie nous autorisent à penser que cette opération, sans être absolument comparable à la castration, devra prendre rang parmi les interventions dont la thérapeutique chirurgicale est autorisée à faire usage contre les complications du prostatisme. »

Dittel (1) enfin, sans en donner les détails, déclare qu'il a pratiqué avec son assistant Allina des recherches sur la ligature et la résection du canal déférent, et qu'il en arrive à conclure que cette opération donne les mêmes résultats que la castration.

Il résulte en somme de cet exposé des expériences que la ligature et la résection des canaux déférents donnent lieu chez les animaux à une atrophie incontestable de la prostate, sans altération du testicule. En pratique, les opérations sont aujourd'hui suffisamment nombreuses, pour prouver que cette idée était juste, les faits cliniques démontrant ainsi les prévisions de l'expérimentation.

§ 3. — Étude clinique.

Il y a un an à peine que White et Pavone faisaient connaître le résultat de leurs recherches sur la ligature et la résection des canaux déférents, en laissant à entendre que cette intervention pourrait être appliquée aux prostatiques, et déjà nous avons pu en réunir 56 observations. Nous n'avons pas l'intention de nous appuyer sur le nombre élevé de ces opérations faites en moins d'un an, pour arguer en leur faveur ; nous tenons seulement à faire remarquer que la vogue rapide dont a joui la résection des canaux déférents est en rapport avec son absolue béni-

(1) DITTEL, *Réunion de la Soc. des méd. de Vienne,* 20 décembre 1895.

gnité, son innocuité parfaite, et les résultats excellents qu'elle donne dans un grand nombre de cas.

Le succès de cette méthode opératoire tient encore à ce fait, qu'elle est née immédiatement après la castration, qui donne également de fort bons résultats, mais qui, les donnât-elle meilleurs encore, serait incontestablement inférieure par sa gravité et par la répugnance invincible qu'éprouvent les malades à l'accepter.

M. Bazy, parlant des observations de prostatiques suivies d'améliorations ou de succès partiels, à la suite de la résection des canaux déférents, traite les résultats de simple coïncidence ; « il ne faut pas, dit-il, abuser du mot, mais ces coïncidences sont fréquentes dans l'évolution des symptômes de l'hypertrophie de la prostate, car il n'est pas rare de voir la miction devenir plus facile ou plus difficile à la suite de la plus petite influence ». D'autre part, un de nos maîtres, auquel nous parlions du bon résultat qu'avait retiré de l'opération un des malades de notre service de l'hôpital Lariboisière, prononça le mot de suggestion. Nous n'avons pas la prétention de vouloir juger la question, n'ayant pas l'expérience nécessaire ; qu'il nous soit permis pourtant de faire remarquer qu'il s'agit d'une singulière coïncidence, ou d'une singulière suggestion dans les cas de ces malades, vieux prostatiques, ayant déjà traversé plusieurs crises de rétention, pris tout à coup de rétention aiguë contre laquelle les moyens ordinaires se montrent inefficaces, chez lesquels le cathétérisme se fait avec une difficulté extrême qui réveille les douleurs ou suscite les hémorrhagies et qui, à la suite d'une résection canaliculaire, voient disparaître leurs douleurs vésicales, et peuvent uriner, souvent dans la journée même, avec ou sans le secours du cathéter qui passe plus facilement. Quelle que soit l'opinion qu'on ait des résultats éloignés de l'intervention et sans vouloir lui appliquer le mot de cure radicale qu'elle ne mérite pas, le fait en lui-même est indéniable et s'est présenté plusieurs fois, ainsi qu'on peut le constater dans la plupart de nos observations.

a) **Les résultats**. — Il est une conclusion qui se dégage immédiatement de l'ensemble des observations de ligature et de résection des canaux déférents que nous avons pu recueillir : c'est que cette intervention donne lieu, comme la castration et au même titre qu'elle, à une diminution de volume de la prostate, qui peut se montrer dans les huit premiers jours qui suivent l'opération — généralement au bout du premier mois — et à une disparition ou une moindre intensité d'un certain nombre de symptômes graves du prostatisme.

Dans l'appréciation de nos résultats, nous ne distinguerons pas ceux qui sont consécutifs à la ligature simple du canal déférent de ceux qui ont suivi la section sous-cutanée ou la résection du conduit. Bien que, par la ligature simple du canal déférent, Tilden Brown (obs. XII) ait obtenu un excellent résultat chez son opéré, nous pensons, avec Isnardi, que ce moyen peut être insuffisant soit que la striction n'ait pas été complète, soit que les fils puissent se relâcher; de même la section sous-cutanée a donné des succès à Harrison (v. obs.); elle n'a néanmoins pas la valeur de la résection, les plaies du canal déférent ayant une tendance à se réunir facilement et à rétablir ainsi la continuité du canal pour peu qu'il persiste, d'après Isnardi (1), un filament celluleux qui relie les extrémités sectionnées.

Au point de vue critique, néanmoins, nous pouvons ranger dans un même groupe les divers procédés opératoires qui tendent tous au même but et en apprécier les résultats thérapeutiques dans leur ensemble.

A la suite de l'intervention chirurgicale sur les canaux déférents, on trouve signalée un certain nombre de fois la *diminution de volume de la prostate* ; cette atrophie existait dans les deux observations de M. le professeur Guyon, dans trois observations de M. Routier, dans celles de M. Legueu, dans deux cas d'Isnardi, qui déclare qu'il ne l'a pas observée souvent, dans

____

(1) Isnardi. *Bull. de l'Acad. de méd. de Turin*, 1er janvier 1890.

deux également de Negretto, dans un cas chez les opérés de Vautrin, von Frisch, Chalot, Helferich, et enfin dans deux de nos observations personnelles ; en tout 16 fois sur 56 opérés, ce qui en fait un total d'environ 28,57 p. 100. Bien que ce pourcentage relativement faible puisse tenir à ce que l'examen de la prostate n'a pas toujours été fait ou signalé, il n'en résulte pas moins qu'il y a des cas où, à la suite de la résection des canaux déférents, on a pu observer la disparition de certains symptômes graves du prostatisme et l'amélioration de l'état général des malades, sans que pour cela la prostate ait diminué de volume. D'autre part, nous ne nous dissimulerons pas ce qu'a de peu scientifique cette appréciation par le seul toucher rectal du volume de la glande ; aussi une double opinion est-elle préférable, et dans un des cas qui nous sont personnels, notre maître, M. Reynier, a pu constater et nous le constatâmes avec lui, qu'il y avait eu à la suite de la résection des canaux déférents une atrophie manifeste de la glande.

Un autre résultat important des interventions sur le canal déférent est la *diminution de la fréquence des mictions* (obs. Guyon, Vautrin, Routier, Isnardi, Negretto, von Frisch, Harrison, Tilden Brown, Helferich, Chalot et une des nôtres). Les malades arrivent à garder leurs urines pendant un temps beaucoup plus long qu'auparavant. sans en être incommodés, et l'on peut voir que des intervalles de trois à quatre heures entre les mictions ont été doublés.

On constate surtout la *disparition*, souvent dans la journée même de l'opération, le plus souvent dans la nuit consécutive ou le lendemain, des *spasmes du col vésical et de ces sensations impérieuses d'uriner* qui sont la raison la plus puissante que possèdent les malades de réclamer une intervention ; on note de même une *diminution d'intensité des douleurs vésicales* et la *disparition des difficultés de la miction et des efforts* violents qu'elle nécessitait (King, Vautrin, Harrison, Isnardi, etc.).

Généralement, après l'opération, le cathétérisme est encore

nécessaire, mais alors, la sonde passe avec une facilité extrême, lorsque quelques heures auparavant (Negretto, Harrison, Isnardi) ou quelques jours, elle ne traversait le canal qu'avec une difficulté excessive ; cette *facilité post-opératoire du cathétérisme* est un des résultats les moins contestables ; elle est mesurée par la diminution de longueur de l'urèthre et par la moins grande distance que le cathéter a à parcourir pour aller jusqu'à la vessie. Bien plus, il est des cas où la *miction spontanée* s'est montrée chez les prostatiques, soumis antérieurement, pendant un temps plus ou moins prolongé et sans résultat appréciable, au traitement ordinaire de l'hypertrophie de la prostate ; on peut le constater dans trois observations de M. Routier, celles encore de Guelliot, Vautrin, Isnardi, Helferich ; le malade de M. Legueu urina aussi de lui-même peu de temps après l'opération ; plus tard il fut obligé de se cathétériser tous les dix jours seulement, alors qu'à son entrée à l'hôpital, il était atteint de rétention complète. Dans quelques observations, on voit que les *urines ont retrouvé leurs caractères ordinaires* et se sont éclaircies (Vautrin, Routier) ou se sont débarrassées des éléments anormaux (pus, sang, albumine, etc.) qu'elles contenaient (Negretto, von Frisch, Harrison, Isnardi), généralement peu de temps après l'opération. Signalons encore d'autres résultats heureux, tels que la *disparition de l'incontinence par regorgement* (Routier, Isnardi) ; la *diminution progressive de la quantité d'urine résiduelle* (Routier, Brown, Isnardi, Helferich, une observation personnelle) ; dans un cas (von Frisch), la *réapparition de la contractilité vésicale* qui semblait devoir être perdue, étant donné l'âge de la maladie, enfin dans un grand nombre de cas l'amélioration manifeste de l'état de santé du malade, et la disparition de troubles graves du prostatisme.

Tels sont, exposés simplement, les résultats heureux de la méthode, et dont la conclusion se dégage d'elle-même. Toutes les opérations n'ont pas été suivies d'un égal succès ; il en est

un certain nombre, dont les résultats ont été absolument négatifs, où tous les symptômes sont restés après l'intervention ce
qu'ils étaient auparavant ; il en est d'autres très rares, où des
complications se sont montrées, d'autres enfin qui ont été suivies de mort.

L'absence complète de toute amélioration a été notée 7 fois
sur nos 56 observations ; deux de ces cas manquent de détails : ce
sont ceux de Haynes (cité par White) et du professeur Gross
(de Nancy) qui ne font que constater l'insuccès de l'opération.
Le cas d'Isnardi est incomplet ; quant au cas de Mugnai, il est
relaté trop peu de temps après l'opération, et le malade nous
semble n'avoir pas été observé suffisamment. — Il s'agissait,
dans le cas de Loumeau, d'un prostatique dont les accidents
remontaient à 9 ans (l'auteur ne mentionne pas la consistance
de la prostate) et chez lequel on ne peut mettre l'insuccès que sur
le compte d'une incontractilité vésicale. Il y avait également
absence de contractilité de la vessie chez l'opéré de notre maître,
M. Reynier ; ce malade, que nous pûmes examiner avant l'opération, ne nous paraissait pas devoir être un cas favorable à la
résection des canaux déférents, qu'il fallait néanmoins essayer,
le traitement ordinaire des prostatiques ayant échoué chez lui,
bien que prolongé longtemps ; sa prostate était d'un volume
extrêmement considérable, tel qu'il était impossible, avec le doigt
remontant le plus haut possible, d'en atteindre le bord supérieur ;
elle était en outre uniformément dure, presque ligneuse, sans
présenter en aucun point de son étendue de parties ramollies ;
enfin le malade avait des artères en tuyau de pipe, de l'eczéma.
La vessie devait avoir perdu sa contractilité, car depuis de longues années il avait de la rétention et, malgré le cathétérisme
et les lavages vésicaux fréquents, on n'avait pu arriver à modi-
fier l'odeur fortement ammoniacale de son urine, qui témoignait
d'une altération profonde de la muqueuse. Toutes ces causes
pouvaient faire supposer qu'on était en face d'une hypertrophie
artério-scléreuse, et que, malgré l'opération, on allait peut-être

courir au-devant d'un insuccès, ce que démontra la suite. Enfin dans le cas de notre maître, M. Routier, il s'agissait aussi « d'une prostate remontant très haut, très scléreuse et parsemée de petits noyaux aussi durs que des fibromes ».

La terminaison fatale est survenue 9 fois à la suite de la résection des canaux déférents, mais, disons-le de suite, non pas à cause d'elle. La mort est, en effet, apparue soit subitement, soit à la suite de maladies intercurrentes, comme elle eût pu se montrer à la suite de toute autre intervention. Isnardi a d'ailleurs le privilège de former presque à lui tout seul la mortalité, puisqu'il compte 7 morts sur ses 14 opérés ; il est vrai de dire qu'un d'entre eux mourut d'un cancer viscéral, un second d'une cardiopathie déjà vieille, un troisième d'une attaque d'apoplexie, le dernier enfin se suicida. Toutes ces morts ne rentrent évidemment pas dans la mortalité opératoire ; d'ailleurs, même dans les cas qui furent suivis de mort, l'observation du malade, jusqu'au jour de la terminaison fatale, montra que la résection des canaux déférents avait été suivie de bons résultats immédiats. Mais elles doivent au moins, pour employer une expression usuelle, « servir de leçon » et montrer qu'il ne faut pratiquer cette intervention chez les vieillards qu'avec une extrême circonspection et s'abstenir résolument, lorsqu'on se trouve en présence d'une tare constitutionnelle quelconque (cardiopathie, cancer, etc.), d'une faiblesse accusée ou de phénomènes cérébraux même légers (divagation, perte de mémoire, manie, etc.) qui ne sont que les manifestations si souvent signalées de l'intoxication urinaire. La terminaison fatale qui emporta l'opéré de Guelliot ne peut pas non plus être comptée comme due à l'intervention, puisqu'elle survint par congestion cérébrale un mois et demi après l'opération. Il reste donc, *à la rigueur*, quatre morts à imputer à la résection des canaux déférents : 3 appartenant à Isnardi, dont deux par marasme sénile (?), une par pyélo-néphrite, et une appartenant à Helferich, due également à une pyélo-néphrite que toute autre tentative chirurgicale eût sans doute amenée, mais que la résection déférentielle n'a ni empêchée ni reculée. En somme, à la suite de l'intervention sur les canaux déférents pour hypertrophie de la prostate, la statistique peut être établie comme suit :

Améliorations et guérisons......... 80 p. 100
Résultats négatifs................ 13 —
Morts. .... 7 —

Si l'on compare à ces résultats ceux qui suivent la castration, il est facile de voir qu'ils sont sensiblement les mêmes et que les deux statistiques ne diffèrent que très légèrement. Par conséquent, les chirurgiens ne paraissent pas autorisés à dire que la castration donne des résultats sensiblement supérieurs à ceux de la résection déférentielle et il peut sembler illégitime de s'exprimer ainsi, comme le fait Harrison : « la résection des canaux déférents devra être tentée tout d'abord dans les cas de complications du prostatisme ; si elle ne réussit pas, il sera toujours temps de pratiquer la castration ». Or, ce que nous soutenons, d'après l'ensemble de nos observations et d'après la statistique, c'est que là où la castration a donné des succès, la résection déférentielle en donne également ; et si l'intervention chirurgicale sur le conduit séminal n'est suivie d'aucune amélioration des symptômes prostatiques, il sera inutile et illégitime de pratiquer l'ablation des testicules, qui ne réussirait pas davantage.

En effet, il nous semble que ces deux procédés sont complètement semblables non seulement dans leurs résultats cliniques, mais encore qu'ils reposent sur un phénomène physiologique, dont nous ne pouvons malheureusement pas donner la pathogénie, mais que nous pensons identique. Nous voulons dire que si, à la suite de la castration, on constate une atrophie de la prostate et une diminution ou une disparition des troubles fonctionnels, le fait est dû, non pas tant à l'ablation même des testicules qu'à la section du canal déférent qui l'accompagne forcément. En sorte que, les rapports indéniables qui existent entre les testicules et la prostate reconnaissent pour intermédiaire le canal déférent, qui serait pour ainsi dire un véritable centre trophique de la prostate.

On a cherché, sans les trouver, les raisons physiologiques pour lesquelles la castration et la section des canaux déférents sont suivies d'atrophie de la glande péri-uréthrale. Il n'y a entre les testicules et la prostate aucune connexion vasculaire, à part quelques anastomoses veineuses sans importance ; aussi a-t-on été obligé d'admettre entre les deux organes une relation fonctionnelle, due à un acte physiologique nerveux d'origine réflexe. On a cherché à localiser plus exactement le phénomène ; « il se peut, dit White (1), qu'en liant ou coupant le canal, certains nerfs plus potentiels que d'autres soient ligaturés ou eux-mêmes divisés. Chez le chien ils sont petits et difficiles à reconnaître, à moins d'une dissection étendue. J'ai essayé de lier ou de diviser les éléments du cordon seul et en des séries séparées d'expériences, mais la difficulté de les trouver tous et d'éviter un dommage aux autres tissus était si grande que j'ai dû abandonner l'idée après plusieurs essais. Je pense néanmoins que c'est faisable et le ferai plus tard ».

Obolensky (2), expérimentant sur des chiens et des chats, trouve que la section *d'un des nerfs spermatiques* s'accompagnait de l'atrophie totale du testicule seulement.

L'hypothèse de Prjewalski (3) paraît plus justifiée : il conclut de ses expériences sur les chiens, que l'atrophie de la prostate consécutive à la castration et à la résection des canaux déférents repose sur les lésions des filets déférentiels des nerfs de Cooper, la section bilatérale de ces nerfs, avec ou sans résection du conduit, lui ayant donné une atrophie de la prostate,

---

(1) WHITE. The results of double castration in hypertrophy of the prostate. *Annals of surgery*, juillet 1895.
(2) OBOLENSKY. *Centralbl. f. med. Wissensch.*, 1867, n° 22.
(3) PRJEWALSKI. *Wratch*, 12 octobre 1895.

avec ou sans atrophie des testicules, selon qu'on coupe le nerf spermatique interne (?) ou le nerf spermatique externe (?) Il serait donc probable que la section d'un de ces filets nerveux aurait sur la prostate la même influence que la section du canal déférent lui-même.

Malheureusement toutes ces expériences sont encore à l'état embryonnaire, en raison surtout de la difficulté extrême qu'on éprouve à trouver et à isoler les nerfs qui accompagnent le canal déférent, et l'on est forcé actuellement de penser qu'on se trouve en présence d'un acte nerveux, d'origine réflexe, explication dont il faut savoir se contenter provisoirement.

Mais en dehors de toute pathogénie, un fait reste incontestable : l'atrophie de la prostate qui suit la ligature et la résection des canaux déférents, et que nous trouvons signalée dans un certain nombre des observations que nous relatons.

b) **Les indications.** — Si l'on fait, ainsi que le veut M. Launois, de l'hypertrophie prostatique une lésion liée uniquement à l'artériosclérose, on s'explique fort mal la diminution de volume d'une glande sclérosée. Beaucoup de prostatiques sont, ainsi que l'a bien démontré le professeur Guyon, des congestifs; dans un tiers des cas, la congestion peut tripler le volume de la glande et c'est surtout contre ces prostates congestives que la section déférentielle comme d'ailleurs la castration, ont leur maximum d'action. Bien plus, il nous semble qu'on peut ranger artificiellement en trois groupes les prostatiques : les uns ont une prostate grosse, mais régulièrement dure; dans cette glande, domine particulièrement l'élément conjonctif; ce sont des prostatiques artérioscléreux. Chez d'autres, la prostate est grosse, mais congestionnée, molle, élastique, l'élément vasculaire y domine : ce sont des prostatiques veineux. Entre les deux existe une classe nombreuse, qui comprend ces malades présentant des prostates irrégulières, avec des points ramollis, d'autres points aussi durs que des fibromes : ce sont, qu'on nous passe l'expression, des prostatiques scléro-veineux.

La section des conduits déférents ne produira aucune amélioration chez les malades du premier groupe ; elle est contre-indiquée, et l'on devra lui substituer la cystostomie sus-pubienne, tout d'abord, sinon la prostatotomie périnéale de Harrison ou en dernier lieu la prostatectomie sus-pubienne, s'il s'agit d'un lobe médian nettement pédiculé, bien que les récentes prostatectomies de Pilcher (1) ne soient pas faites pour encourager les chirurgiens dans cette voie.

Lorsque domine l'élément congestif, qu'il s'agit de prostates molles, élastiques, l'opération est particulièrement indiquée ; c'est dans ces cas surtout qu'une amélioration rapide suivra l'intervention, et c'est évidemment à des faits de prostates congestives qu'il faut rapporter l'observation de ces malades, atteints soit de dysurie simple, même ancienne, soit de rétention aiguë, avec difficultés du cathétérisme et douleurs de la miction, qui ont retiré de la résection déférentielle des bénéfices immédiats.

L'opération est également indiquée chez les malades du troisième groupe, mais les résultats s'en feront sentir plus lentement, ainsi que le prouvent les observations.

Il est un autre point de vue qui doit régler les indications opératoires : c'est l'état de santé actuel du prostatique. Il est certain qu'Isnardi n'eût pas eu à enregistrer des décès si nombreux à la suite de ses interventions, s'il eût été plus circonspect et mieux avisé dans le choix de ses opérés ; et il est évident qu'on trouvera dans une cardiopathie grave chez un individu âgé, dans les complications vésicales, rénales, cérébrales du prostatisme, dans une tare constitutionnelle grave quelconque, des contre-indications formelles à l'opération immédiate.

Enfin, la question de la *contractilité vésicale* a une importance considérable : le professeur Guyon et M. Albarran ont montré que la rétention d'urine détermine l'affaiblissement de la contractilité de la vessie et, si elle dure longtemps sa perte complète. Or, si cette perte de la contractilité vésicale est évidemment une cause d'insuccès de l'opération et une contre-indication

(1) PILCHER, *Loc. cit.*

absolue, elle est, en pratique (1), fort difficile à apprécier ; d'autre part, n'existe-t-il pas des cas où, par l'ancienneté des lésions vésicales, toute contractilité vésicale semblait perdue, et où pourtant les malades urinèrent le jour même ou le lendemain de l'opération ! (cas de Tilden Brown, obs. XII et ceux de Eastmann, Horwitz, etc., consécutifs à la castration). Aussi la possibilité d'une contractilité vésicale perdue n'est-elle pas, *à elle seule*, un argument suffisant à empêcher une intervention.

En posant ces indications et contre-indications de la résection des canaux déférents, nous n'avons pas, bien entendu, l'intention de conseiller le traitement opératoire de tous les cas d'hypertrophies prostatiques ; il est évident que le cathétérisme fait d'une façon régulière et la sonde à demeure auront raison, la plupart du temps, des complications du prostatisme. Mais il est des cas où ces moyens sont soit insuffisants, soit inefficaces, soit mal tolérés, et c'est à ces cas que nous croyons utile d'appliquer la résection déférentielle entre ligatures, de préférence à tout autre procédé chirurgical, qui ne trouverait son indication que si la résection elle-même n'est suivie d'aucun bon résultat.

c) **Technique opératoire**. — Il y a trois façons d'intervenir sur le canal déférent, pour traiter chirurgicalement l'hypertrophie de la prostate : par la *ligature simple*, par la *section sous-cutanée*, par la *résection entre ligatures*. Nous serons bref sur les deux premiers procédés.

Bien que la *ligature* ait donné un excellent résultat chez l'opéré de Tilden Brown, elle n'en constitue pas moins un procédé infidèle et incertain ; Isnardi, qui l'a employée en un cas, l'a abandonnée, et quoiqu'au point de vue expérimental la ligature du canal déférent soit suivie d'atrophie de la prostate, il est toujours à craindre que les fils ne puissent se relâcher, ainsi que nous l'avons dit, ou que la striction ne soit pas assez énergique, en face d'un conduit dont les parois sont souvent très épaissies.

(1) GENOUVILLE. *La contractilité du muscle vésical*. Th. Paris, 1891.

La *section sous-cutanée* a été pratiquée trois fois par Harrison, à l'aide d'un ténotome, une fois par Lauenstein, qui l'aurait appliquée à un prostatique qui mourut, paraît-il, quelques jours plus tard, « sans qu'on puisse incriminer cette minime opération » dont l'auteur décrit ainsi le manuel opératoire (1) : « Pour faire cette division sous-cutanée du canal déférent, on commence par le fixer ; je me servis pour cela d'une épingle de sûreté bouillie, dont j'enfonçai d'en haut la pointe à travers le scrotum tendu, en la faisant passer derrière le canal déférent, pour sortir par la peau du scrotum. Un bistouri, fin et pointu, est le plus approprié et le déplacement des extrémités séparées du canal déférent fait nettement sentir que la discission a eu lieu. Aussitôt l'épingle retirée, il sortit une substance épaisse des petites incisions cutanées et canaliculaires ; les plaies de la peau se fermèrent sans suture et n'eurent besoin que d'un petit pansement. Je suis persuadé que cette petite opération est absolument sans danger, quand elle est faite aseptiquement et que tout médecin peut l'exécuter. » Sans apprécier le procédé de Lauenstein, qui est peut-être primitif, nous pensons que la section sous-cutanée du canal déférent peut probablement donner de bons résultats ; mais elle expose à la blessure des éléments du cordon, par conséquent à une atrophie du testicule, complication inutile et qui arriva chez un des opérés de Harrison.

La *résection entre ligatures* constitue le procédé de choix ; c'est à lui qu'ont recours la plupart des chirurgiens. Il est d'une facilité d'exécution parfaite et l'on peut en décrire de la façon suivante le manuel opératoire :

L'anesthésie chloroformique n'étant pas nécessaire, on injecte préalablement au niveau de la future incision cutanée, quelques gouttes d'une solution de chlorhydrate de cocaïne à 2 p. 100. La peau a été, bien entendu, rasée, frottée et lavée très antiseptiquement.

Saisissant alors le cordon en masse au niveau de sa sortie de

____

(1) LAUENSTEIN, *Centralbl. f. Chir.*, 15 janvier 1896.

l'anneau inguinal, le pinçant de façon à énucléer en quelque sorte le canal déférent, toujours reconnaissable à sa dureté au milieu des éléments du cordon, on fait une incision cutanée de 2 à 4 centim., qui comprend la peau, le dartos, la tunique fibreuse. Généralement, le canal déférent énucléé se présente de suite ; sinon, on fait à son niveau une incision longitudinale parallèle à celle de la peau ; le canal apparu, on l'isole *très soigneusement* des éléments du cordon et l'on passe au-dessous de lui une sonde cannelée qui le maintient. On le dénude un peu plus, si cela est nécessaire ; et on le lie, à l'aide de fils de soie moyenne, en deux points distants d'environ 4 centim., jusqu'à ce qu'on ait la sensation d'un petit craquement : deux coups de ciseaux résèquent la partie intermédiaire et le pédicule rentre de lui-même. Il n'y a généralement pas d'écoulement sanguin ; la plaie cutanée est fermée à l'aide de deux crins de Florence, et recouverte d'un léger pansement collodionné. Les malades gardent le lit, par précaution, un ou deux jours, et le huitième jour, les crins sont enlevés et la plaie cicatrisée.

Cette opération est, ainsi qu'on le voit, d'une simplicité parfaite et le seul ennui, encore bien léger, qu'elle puisse présenter est la difficulté qu'on peut avoir à découvrir le canal déférent chez les malades atteints de hernies volumineuses, comme ceci se présente souvent chez les prostatiques.

Cette petite complication nous arriva dans une opération où nous avions l'honneur d'aider M. le Dr Reynier. Trompé par une sensation de cordon dur, roulant sous le doigt, qu'il croyait être le canal déférent, notre maître fit l'incision à ce niveau, un peu plus bas qu'elle n'eût dû être faite, et tomba simplement sur une plicature d'un sac herniaire volumineux. Après des recherches assez longues, nous finîmes par le découvrir, contenu dans un repli du même sac, qui l'entourait en forme de gaine. On peut voir dans nos observations qu'un incident de même nature arriva à Isnardi. On doit en conclure que l'incision doit être faite au point le plus élevé de la portion funiculaire du cordon, alors que ses éléments ne sont pas encore trop dispersés.

Malgré l'absolue simplicité du manuel opératoire que nous venons de décrire, Helferich et Isnardi lui ont apporté des modifications.

Helferich conseille, après l'incision cutanée ordinaire et l'isolement du canal déférent, d'exercer une traction sur son extrémité périphérique, de l'arracher en quelque sorte de l'épididyme, et d'en réséquer alors une étendue de 8 à 12 centim.

Isnardi, craignant de voir le canal déférent se réunir à lui-même et reprendre ses fonctions — ce qui peut se présenter à la suite d'une section simple, mais non d'une résection de 4 centim. — conseille, après avoir divisé le canal, d'en lier l'extrémité supérieure et de fixer par des points de suture l'autre extrémité dans l'angle inférieur de la plaie.

Nous pensons que l'une et l'autre de ces modifications ne font que compliquer l'opération sans aucune utilité.

Nous nous sommes intentionnellement abstenu de parler de la ligature et de la résection unilatérale des canaux déférents. Le nombre des interventions de ce genre n'est pas encore assez élevé, pour qu'on puisse porter sur elles un jugement ayant de la valeur.

Cependant, nous en donnons six observations; l'une, appartenant à M. Vautrin, ne peut nous intéresser, puisque la castration fut faite d'un côté, et de l'autre la résection déférentielle; la seconde nous est personnelle et fut suivie d'un résultat négatif. Deux autres appartiennent à Isnardi et deux à Harrison, qui ont eu à enregistrer des succès soit au point de vue de la disparition des troubles fonctionnels, soit de la diminution de volume de la prostate. Il est donc probable qu'au point de vue clinique, comme expérimental, la résection unilatérale des canaux déférents possède une valeur thérapeutique, au sujet de laquelle on ne peut pourtant pas encore se prononcer.

En résumé, si par ses résultats, la résection des canaux déférents paraît égale à la castration, du moins lui est-elle notoirement supérieure par la bénignité et l'innocuité parfaite de l'intervention ; et si, d'autre part, l'on compare ces deux procédés opératoires, il est incontestable que l'avantage doit rester à celui qui se passe de l'anesthésie générale, ne s'accompagne de l'ablation d'aucun organe et conserve au malade l'apparence, sinon l'usage, de sa virilité.

OBSERVATIONS

OBSERVATION 1. — *Division sous-cutanée des canaux déférents.* — HARRISON.
Lettre à Mac Munn. *Brit. med. J.*, 23 septembre 1893.

Monsieur, à propos des remarques du docteur White, étudiant la castration,
destinée à prévenir l'augmentation de volume de la prostate, permettez-moi de
vous signaler le cas suivant :

Il y a quelques années, j'étais appelé auprès d'un vieillard, qui présentait
une hypertrophie prostatique, avec des signes de rétention croissante, pour le
castrer dans le but d'arrêter le développement de la glande. Je crois que c'était
un médecin ; dans tous les cas, il était très versé dans les expériences de
Hunter et des autres chirurgiens qui soutenaient ces théories. Bien que ce fût
un homme très vigoureux, je refusai d'écouter sa proposition, mais lui dis que
je la prendrais en considération.

Je m'intéressais, à cette époque, à une atrophie rapide du testicule, consécutive à une opération pour varicocèle chez un jeune homme, et dans laquelle le
canal déférent avait été accidentellement divisé. Les effets obtenus, en ce cas,
étaient analogues, en ce qui concerne le testicule, à quelques cas de rupture
accidentelle du canal déférent, rapportés par Hilton (1) et d'autres chirurgiens.

Quelque temps après cette première entrevue, mon vieil ami m'importunait
de nouveau, en me priant de le débarrasser de son hypertrophie de la prostate
et de lui éviter des troubles urinaires plus importants. Pour m'en tirer, et recon-
naissant bien les sympathies qui existaient entre les testicules et la prostate, je
lui dis que, bien que refusant de le castrer, je ne voyais aucun inconvénient à
détruire les liens qui unissaient la prostate aux testicules, en pratiquant la division sous-cutanée des canaux déférents immédiatement au-dessous de l'anneau
inguinal externe, là où ils pouvaient être atteints facilement et sûrement. Ce
qui fut fait exactement, *d'un côté d'abord, puis de l'autre, avec un ténotome, à peu
de jours d'intervalle.* Mon malade me quitta au bout de peu de temps, me disant
qu'il avait déjà retiré un bénéfice de l'opération. Six ou sept ans plus tard,
alors que j'étais en Amérique, je pus m'assurer qu'il était encore bien en vie et
bien portant ; mais comme je n'eus plus l'occasion de tenter depuis lors une
opération de ce genre, je n'y pensais plus, jusqu'au jour où je lus l'intéressante
communication de White.

(1) HOLMES. *System of surgery*, vol. II, p. 379.

OBSERVATION 2. — *Section bilatérale des canaux déférents.* — FRANCIS HAYNES.

Observation que l'auteur n'a pas publiée, mais dont White a parlé au Congrès de l'Association américaine des chirurgiens génito-urinaires (29 mai 1894) et dans le *Medical News* du 2 juin 1894. Le malade n'aurait, paraît-il, retiré aucun bénéfice de son opération.

OBSERVATION 3. — *Ligature des deux canaux déférents.* — ISNARDI. *Journ. de l'Acad. de méd. de Turin*, 14 juin 1895.

Mon premier cas date de 1894; il s'agissait d'un vieillard qui souffrait d'une ischurie grave, et chez lequel je liai le canal déférent des deux côtés. Au bout de peu de temps, j'obtins une amélioration merveilleuse de la fonction urinaire. Mais mon malade avait un cancer viscéral; survint la cachexie, qui le conduisit à la mort en moins de deux mois, sans qu'on puisse étudier le résultat obtenu.

OBSERVATION 4. — *Ligature et résection du canal déférent droit.* — ISNARDI. *Journ. de l'Acad. de méd. de Turin*, 14 juin 1895.

Le vieillard que j'ai eu à traiter était âgé de 72 ans; il avait souffert d'une néphrite et, depuis un an environ, éprouvait tous les signes du plus grave prostatisme, si bien que malgré un traitement approprié et un cathétérisme régulier, il allait toujours en empirant; finalement, était survenue la plus ennuyeuse des complications, l'incontinence. Ce vieillard avait souffert dans sa jeunesse d'une épididymite gauche blennorrhagique, qui avait laissé un noyau dur dans le corps de l'épididyme gauche et une atrophie de tout le testicule correspondant, qui était réduit à la moitié du volume du testicule droit. Par le toucher rectal, on sentait une tuméfaction grosse comme une demi-noix, située au niveau du col vésical et à droite de la ligne médiane, due évidemment à l'hypertrophie du lobe droit de la glande, dont le lobe gauche était atrophié et impalpable, comme était atrophié le testicule correspondant. Je pensai que le cas était bon pour juger la valeur d'un acte opératoire et qu'on pourrait ainsi constater la plus petite variation de volume de la tumeur asymétrique.

1er mai. Je pris entre le pouce et l'index un pli cutané correspondant à la racine du scrotum, lequel pli contenait le cordon spermatique droit; par une incision transversale de 2 centimètres, il me fut facile de mettre à nu le canal déférent qu'accompagnait une volumineuse hernie scrotale; ceci fait, je passai une sonde au-dessous de lui, et le liai en deux points, comme s'il se fût agi de lier une artère, *comprenant dans la ligature un gros vaisseau qui l'accompagnait*, et je réséquai ce qui était compris entre les deux ligatures. Un point de suture; puis la petite plaie fut couverte de collodion.

Le lendemain, le malade eut un léger accès urémique, qui se répéta encore deux jours. La première semaine, je n'observai aucun changement; au bout de douze jours, les troubles dus à l'atrophie de la prostate commencèrent à diminuer, et au bout d'un mois, le vieillard ne perdait plus une seule goutte d'urine. Aujourd'hui, il urine spontanément, sans fatigue, dans toutes les positions qui lui donnaient autrefois de fortes douleurs, et son urine a repris ses caractères normaux..... A la suite de la ligature, le cordon augmenta de volume, devint dur, moniliforme; l'induration allait jusqu'à l'épididyme : *tout le testicule est diminué de volume*, mais ce qu'il y a de vraiment important et de surprenant, c'est que toute la tuméfaction que l'on sentait par le toucher rectal, au niveau du col vésical, n'est pas plus marquée maintenant à droite qu'à gauche.

OBSERVATION 5. — *Résection bilatérale des canaux déférents.* — GUYON.
Congrès de chirurgie français. Paris, octobre 1895.

Il s'agit d'un prostatique, qui avait des mictions très fréquentes, nécessitant des sondages fréquents. Le cathétérisme quelquefois s'accompagnait d'hémorrhagie. La prostate était *grosse et molle*, surtout le lobe droit. Le traitement ordinaire n'amenait aucune amélioration. Le 11 juin, je fis la section bilatérale des canaux déférents. Au bout de quelques jours, les mictions devinrent moins fréquentes; le cathétérisme plus facile. Et au bout de quelque temps, la prostate avait diminué de volume.

OBSERVATION 6. — GUYON. *Ibid.*

Le second malade était un rétentionniste de longue date. Le cathétérisme était difficile; les mictions étaient fréquentes. La prostate était volumineuse et résistante. Je fis la résection bilatérale des canaux déférents. Au bout de peu de jours, les mictions avaient diminué de fréquence ; le malade se cathétérisait seulement toutes les cinq ou six heures. La prostate avait peu diminué de volume.

OBSERVATION 7. — LEGUEU. *Ibid.*

Le malade opéré par M. Legueu était un homme de 70 ans. La rétention complète datait d'un mois. La prostate était de moyen volume et ferme. Il y avait un gonflement épididymaire à gauche. Un mois après la résection bilatérale des canaux déférents, le gonflement épididymaire avait disparu. Le malade put uriner seul. Il se sonda seulement tous les dix jours.

OBSERVATION 8. — *Hypertrophie prostatique. Cathétérisme rétrograde. Ligature et résection du canal déférent.* — ROUTIER. Communiquée au *Congrès français de chirurgie*, 1895.

F. A..., 64 ans, entrait dans mon service les premiers jours de juillet 1895 pour une rétention d'urine de cause prostatique, qui avait donné lieu en ville à une ou plusieurs fausses routes : toutes nos tentatives de cathétérisme ayant échoué, je me décidai d'autant plus facilement à pratiquer la cystostomie pour faire ensuite le cathétérisme rétrograde, que j'avais rarement vu une aussi grosse prostate; elle remplissait tout le petit bassin, et donnait, surtout au toucher, la sensation d'un organe très congestionné.

Régulière, tendue, plus que dure, cette prostate devait évidemment bénéficier beaucoup de l'ouverture de la vessie.

La cystostomie fut pratiquée le 12 juillet, et la sonde passée avec la plus grande facilité, la réaction fébrile fut nulle. Vers la fin de juillet, la plaie sus-pubienne était cicatrisée, mais la prostate, bien que n'ayant plus cette tension du premier jour, conservait cependant un volume considérable.

Le malade gardait sa sonde à demeure, l'urine était claire, non infectée; je lui proposai et il accepta une opération destinée à agir toujours sur cette prostate. Il avait accepté la castration, je lui fis la ligature et la section du canal déférent comme l'ont conseillé Pavone et Isnardi. J'ai eu le plaisir d'enregistrer un succès; le malade urine seul parfaitement, sans le secours de la sonde. J'ai eu, depuis, plusieurs cas analogues qui prouvent que cette ligature du canal déférent suffit pour influencer heureusement la fonction vésicale, et est bien supérieur à la castration totale.

J'ai revu mon malade en octobre 1895; il était en parfait état, et urinait fort bien; enfin, tout récemment, le 24 mai 1896, il est revenu me voir : il est enchanté de son opération, car il n'a plus besoin du cathétérisme pour uriner, et sa prostate est notablement diminuée de volume.

OBSERVATION 9. — *Résection des canaux déférents pour hypertrophie de la prostate.* — GUELLIOT. *Union médic. du Nord-Est*, 1896.

Le nommé C..., âgé de 74 ans, ne présente pas d'antécédents héréditaires. C'est un homme vigoureux, qui est vigneron depuis vingt ans, il dit n'avoir jamais eu de maladie vénérienne.

Il y a trois ans environ, le malade s'est trouvé pendant quelque temps dans l'impossibilité d'uriner ; à la suite de quelques cathétérismes, le cours normal des urines se rétablit. Depuis ce temps il urinait cependant fréquemment la nuit, avec un jet faible; il fut assez tranquille jusqu'au 8 octobre dernier. Ce jour-là brusquement, la miction devient impossible ; un cathétérisme fait sur place donne issue à de l'urine mêlée de sang.

Le malade entre à l'hôpital le jour même (8 octobre); le cathétérisme est facile même avec une sonde molle en caoutchouc ; mais l'urine ne s'écoule que si l'on enfonce la sonde très profondément (allongement de l'urèthre). L'urine est tantôt claire, tantôt mêlée de sang. Le toucher rectal permet de sentir une prostate hypertrophiée; le lobe droit surtout fait saillie. Le malade est sondé deux fois par jour.

Le 16 octobre, M. Guelliot lui lie les déférents des deux côtés et en résèque environ 2 centim.

Dès le 17, C... commence à uriner seul et volontairement ; néanmoins le cathétérisme est continué pour évacuer complètement la vessie ; la quantité d'urine résiduelle diminue rapidement et, à partir du 22, le cathétérisme n'est plus nécessaire. Les plaies opératoires sont alors cicatrisées.

Le malade, qui dès le 22, urinait complètement seul, se voit le 26 dans l'impossibilité d'uriner ; la vessie, du reste, contient fort peu d'urine ; il présente en même temps de la congestion pulmonaire et quelques phénomènes cérébraux (il paraît que le malade a déjà été atteint en juillet dernier d'une congestion cérébrale). Les testicules sont en voie d'atrophie.

Dès ce jour, on lui fait quotidiennement deux cathétérismes et deux lavages de vessie ; chaque cathétérisme ramène à peu près deux verres d'une urine très trouble, et souvent à la fin de l'opération la sonde ramène quelques gouttes d'un liquide blanc jaunâtre très épais.

Dans la nuit du 29, les phénomènes cérébraux augmentent d'intensité ; le malade divague, ne peut rester au lit, se sauve la nuit dans les cours. Cet état d'excitation ne fait qu'augmenter, malgré l'essai d'une potion de 3 gr. de chloral, d'abord, continuée par 20 gr. de sirop de morphine qui restent sans résultat.

L'agitation devient de plus en plus grande, C... ne marmotte plus que des mots incompréhensibles ; il mange très peu, va satisfaire ses besoins dans tous les coins de la salle et devient si gênant pour ses voisins qu'on est obligé de l'isoler à Saint-Joseph (6 novembre).

Le 7. Il est encore très agité, mais le 8, il tombe dans une somnolence si profonde, qu'on lui pratique des cathétérismes et des lavages de vessie sans qu'il s'en aperçoive.

Les urines ne sortent plus d'elles-mêmes, il faut exercer une pression sur la vessie pour les expulser. Le malade agonise et meurt le 9 novembre, à 1 heure de l'après-midi.

A l'AUTOPSIE partielle que l'on peut faire, on trouve des *reins* un peu congestionnés, ayant des bassinets fortement dilatés ; la substance corticale est très épaisse et rouge sombre.

Les parois de la *vessie* sont très *épaisses* et la cavité vésicale contient du pus.

La *prostate* est volumineuse ; les deux lobes sont hypertrophiés et il y a une épaisseur considérable de tissu prostatique en avant de l'urèthre. A l'intérieur des deux lobes, se trouvent des abcès atteignant la grosseur d'une noisette et pleins de pus épais.

Les *testicules* sont atrophiés, mous ; le cordon est infiltré de graisse ; les bouts sectionnés des déférents sont réunis par du tissu fibreux.

La mort du malade peut être attribuée en somme, d'une part à l'infection partie de la prostate (abcès résultant des cathétérismes antécédents), d'autre part à l'insuffisance urinaire causée par l'hydroseptie partielle.

Nous transcrivons à la suite, la note qu'a bien voulu remettre le D' Hache, professeur d'histologie à l'École de médecine.

Note du Dr Hache. — J'ai eu à examiner le testicule, le canal déférent et la prostate.

Testicule. Aspect macroscopique. — Petit, mou, manifestement atrophié et coiffé par l'épididyme assez volumineux ; le testicule, sur une coupe offre par places des taches rouges, dues manifestement à de petites hémorrhagies interstitielles.

Examen microscopique. — Des fragments ont été fixés par le liquide osmio-picrique de Renaut, d'autres par l'alcool à 90°. Les uns et les autres après lavages ont été gommés, puis débités en coupes qui, colorées, ont permis de constater les faits suivants :

1° *Fragments fixés par le liquide osmio-picrique.* — Le contenu des tubes séminifères tranche par sa couleur noire sur le reste du tissu ; on n'y voit aucune trace de l'évolution spermatique normale ; les tubes glandulaires sont remplis d'éléments cellulaires peu volumineux, irréguliers, en voie de dégénérescence graisseuse ; la paroi des tubes est épaissie et nettement fibreuse.

Le tissu conjonctif interstitiel est assez dense et parsemée de nombreuses cellules ; en certains endroits, on note l'existence de véritables amas embryonnaires, indices d'une prolifération cellulaire évidente ; en d'autres points existent des épanchements sanguins, plus ou moins volumineux, véritables hémorrhagies interstitielles, qui correspondent aux points rouges signalés par l'examen macroscopique.

Les vaisseaux sont généralement gorgés de sang, les veines et les capillaires ne présentent pas d'altération normale, mais les artères de divers calibres ont des parois épaisses et légèrement sclérosées.

2° *Fragments fixés à l'alcool.* — L'examen de ces préparations permet de constater les faits signalés dans les précédentes, mais certains détails y sont plus nets.

Dans les tubes, le centre est rempli par une matière jaunâtre qui ne fixe pas les matières colorantes et dans laquelle on ne dénote pas de noyaux ; dans la zone périphérique, les éléments cellulaires, quoique mal délimités et irréguliers sont reconnaissables et le carmin colore les noyaux rendus ainsi visibles au milieu des granulations graisseuses.

Les amas embryonnaires interstitiels sont aussi mis en relief par coloration.

Canal déférent. — Des parties du canal déférent, prises au-dessus et au-dessous de la section, ont été fixées, durcies, coupées et examinées après coloration.

Au-dessous de la section, la lumière du canal n'existe plus ; à sa place on voit une traînée plus ou moins épaisse, plus ou moins régulière de cellules embryonnaires fortement colorées ; le chorion est épaissi, en voie de transformation embryonnaire ; la tunique musculaire paraît normale. Enfin l'on constate la présence de nombreuses cellules embryonnaires dans les grosses travées du tissu cellulo-adipeux ambiant.

Les vaisseaux sanguins sont gorgés de sang, les nerfs paraissent altérés, ou du moins on aperçoit à l'intérieur des gaines lamelleuses des noyaux plus abondants qu'à l'état normal ; on ne distingue pas la section des tubes nerveux.

Au-dessus de la section, l'aspect des coupes du canal déférent est notablement différent. La lumière est large et ne renferme que quelques granulations granulo-graisseuses; il n'existe pas de revêtement d'épithélioma cylindrique cilié ; le chorion muqueux qui borde la lumière du conduit est légèrement proliféré, mais beaucoup moins qu'au-dessous de la ligature. La tunique musculaire est intacte, le tissu conjonctif ambiant présente également des traces d'inflammation. Les vaisseaux sont gorgés de sang et sur la coupe de petits nerfs, on distingue nettement les tubes nerveux avec leur cylindre-axe.

Prostate. — Le fragment de prostate était dur et présentait plusieurs petits abcès. Les coupes coloriées au picro-carmin ont permis de constater qu'il existait deux lésions distinctes :

1º Une augmentation considérable du stroma conjonctif qui forme de grosses travées séparant les lobes et les lobules glandulaires. Ce qui domine dans ce stroma, c'est l'élément conjonctif, toutefois on y rencontre de nombreuses cellules musculaires et d'abondantes cellules embryonnaires.

2º La glande offre des altérations importantes. Les acini sont considérablement augmentés de volume, dilatés et irréguliers.

Quelques-uns sont à peu près normaux et ont un revêtement épithélial constitué par une seule couche de cellules hautes et claires.

La plupart ont une lumière énorme, remplie d'éléments embryonnaires et leur membrane propre est encore pourvue du revêtement épithélial glandulaire. Mais celui-ci est formé des cellules granuleuses dont le noyau fixe fortement le carmin.

D'autres, plus dilatés encore, renferment une masse granuleuse centrale ne se colorant plus, tandis que le reste de la cavité glandulaire est comblé par les éléments embryonnaires; il n'y a plus ici de revêtement épithélial.

Certains, enfin, sont uniformément remplis par une masse puriforme.

En résumé :

Dégénérescence granulo-graisseuse des tubes séminifères, épaississement de la paroi de ces tubes, sclérose interstitielle avec foyers inflammatoires et hémorrhagiques, artério sclérose, telles sont les lésions du testicule.

Les unes, dégénérescence du contenu glandulaire, épaississement des parois, artério sclérose, sont probablement des effets de l'âge.

Les autres peuvent être rattachées aux phénomènes consécutifs à la section des déférents.

Du côté des déférents, déférentite et péri déférentite, conséquence évidente de l'opération.

Dans la prostate :

1º Hypertrophie simple, caractérisée par l'épaississement du stroma.

2º Prostatite subaiguë, caractérisée par l'inflammation des glandes, la prolifération et la suppuration du revêtement des acini.

Ces deux lésions me paraissent indépendantes de la section des déférents.

OBSERVATION 10. — *Résection des deux canaux déférents.* — MUGNAI. *Société ital. de chir. de Rome* (résumée d'après la *Sem. méd.*), 26 octobre 1895.

M. Mugnai (d'Arezzo) a réséqué le 1er août 1895, les deux canaux déférents chez un sujet de 69 ans, atteint d'une hypertrophie de la prostate. L'opération, pratiquée au moyen de l'anesthésie cocaïnique locale, a consisté dans la résection d'environ un centimètre de chaque canal déférent au niveau de la portion funiculaire du cordon.

Les effets de l'opération sont loin, dans ce cas, d'être aussi favorables que ceux que d'autres chirurgiens disent avoir obtenus par la même méthode. Bien que, dans le courant de la journée, le malade se sente notablement soulagé, il n'en éprouve pas moins pendant la nuit les mêmes troubles qu'auparavant, lesquels l'obligent à se sonder trois à quatre fois. La prostate et les testicules n'ont jusqu'ici pas diminué de volume.

OBSERVATION 11. — *Hypertrophie de la prostate traitée par la section entre ligatures des canaux déférents.* — CHALOT. *Indépendance médicale*, 6 novembre 1895.

A. T..., 64 ans, cordonnier, est entré le 19 février 1895, à l'hôpital de Toulouse.

Il se plaint d'envies d'uriner fréquentes, surtout la nuit ; il lui semble chaque fois qu'il n'a pas fini d'évacuer sa vessie, et malgré les grands efforts auxquels il se livre, le jet reste faible, très court, intermittent. Urines habituellement claires, quelquefois légèrement teintées de sang à la fin de la miction. Le malade n'a jamais été sondé, les troubles de la vessie remonteraient à une quinzaine d'années, mais sont surtout marqués depuis deux ans. Il avoue avoir abusé des spiritueux et des femmes. Jamais de blennorrhagie ni autre accident vénérien. Fièvre paludéenne à 28 ans.

A l'examen direct, je ne trouve ni calcul, ni tumeur de la vessie, mais une hypertrophie considérable et uniformément généralisée de la prostate, si bien que l'index introduit dans le rectum arrive à peine à la base de cette glande. L'urèthre très allongé nécessite pour cathétérisme l'emploi d'une grande sonde de Gély. Du côté du rectum, la prostate présente à sa base un diamètre transversal de 5 centim. environ. Le diagnostic une fois établi, je me décide à tenter la cure radicale de l'hypertrophie prostatique, non par la castration double, mais par la simple excision *entre ligatures* des deux canaux déférents, après toutefois avoir obtenu l'assentiment du malade ; ce dernier l'a donné volontiers sur l'assurance formelle que les testicules lui seraient conservés.

Mensuration des testicules avant l'opération :

T. D. Long. = 6 cm., ép. = 3 cm., grande circonf. = 10 cm., petite circonf 10 cm., T. G. long. = 6 cm., épais = 2 cm. 1/2, grande circonf. = 13 ; petite circonf. = 8 cm.

Opération, le 28 février 1895, avec le concours de M. le Dᵉ Estienny, mon chef de clinique : Bossard, interne ; Sirol, externe. Anesthésie à l'éther. Asepsie ordinaire. Incision cutanée verticale, longue de 3 cm., à égale distance du pli fémoral et de la racine de la verge, sur la racine de la bourse droite, au-devant même du cordon spermatique. Celui-ci, une fois isolé, est pris en bloc et porté légèrement en dehors ; je reconnais au toucher le canal déférent, puis je le mets directement à nu sur une hauteur de 2 cm. en divisant les diverses enveloppes du cordon ; je place deux ligatures de soie fine sur le canal déférent à 1 cm. 1/2 de distance réciproque ; j'excise 1 cm. de canal entre les ligatures, puis je ferme la plaie cutanée par quelques crins de Florence.

La perte de sang a été insignifiante ; toutes les manœuvres ont duré à peine huit minutes. Même opération sur la racine de la bourse gauche. Pansement.

Suites opératoires troublées par une broncho-pneumonie grippale des plus graves et par l'apparition d'un petit abcès sous la cicatrice de la bourse droite.

Quand le malade a quitté l'hôpital (3 avril 1895) il était encore très faible, par suite de son affection pulmonaire, mais il urinait beaucoup moins souvent qu'autrefois et se disait très soulagé du côté de la vessie.

Je l'ai revu deux mois après. Il était d'humeur fort gaie, avait bon appétit, avait repris de l'embonpoint et avait des mictions à peu près normales ; il pissait trois ou quatre fois dans le jour et deux fois en moyenne dans la nuit. J'ai examiné d'abord ses testicules ; je les ai trouvés sensiblement diminués de volume, mais pas autant que je pouvais le croire d'après les observations de castration déjà publiées ; et je dois ajouter que leur consistance n'avait nullement augmenté, comme Isnardi l'a noté chez un de ses opérés. En revanche, le toucher rectal m'a permis de reconnaître nettement que la prostate avait perdu environ la moitié de ses dimensions préopératoires.

Je n'ai plus revu le malade depuis cette époque : il est parti le 4 juillet pour l'Amérique, qu'il avait déjà habitée, allant de nouveau chercher fortune. Mais une personne avec laquelle il vivait maritalement à Toulouse vient de me donner les renseignements suivants : A. T... malgré l'opération subie, avait des *érections fréquentes et complètes* et demandait à avoir des rapports sexuels ; ceux-ci ont eu lieu le 15 juin et le jour même du départ avec la même ardeur et les mêmes effets que jadis. Il urinait bien et ses urines étaient claires, et ces jours derniers, une lettre apprenait que sa santé est actuellement excellente sous tous les rapports.

OBSERVATION 12. — *Double ligature des canaux déférents.* — TILDEN BROWN. *Acad. de méd. de New-York*, 2 novembre 1895, et *Journ. of cutaneous and genito-urinary diseases*, janvier 1896.

T. Mcb..., 70 ans, irlandais, cocher, marié. Entré à l'hôpital presbytérien le 22 juin 1895 ; sorti guéri le 27 août 1895.

N'a jamais eu ni rhumatisme, ni syphilis, ni malaria ; dans l'enfance, blennorrhagie de peu de durée. Il y a sept ou huit ans, fut pris d'envies fréquentes d'uriner; il y a cinq ans, eut une attaque subite de rétention, qui fut traitée par le cathétérisme et le repos. Plus tard, survint de temps en temps une incontinence par regorgement; la fréquence des mictions était alors plus grande qu'elle n'avait jamais été.

Quinze jours environ avant son admission, il était absolument incapable d'émettre une seule goutte d'urine. On le traita pendant cinq jours, comme lors de sa première attaque de rétention, mais sans aucune amélioration symptomatique, ce qui le décida à entrer à l'hôpital. A son entrée, il souffre de son impossibilité d'uriner. Température : 38°,2 ; pouls 96; respiration 18. Urine acide ; traces légères d'albumine, de pus ; dépôts muco-purulents ; pas de trouble. Poumons emphysémateux. L'examen rectal décèle l'existence d'une hypertrophie de la prostate, donnant l'idée d'une boule de billard. Pas de traces de calculs vésicaux. Le méat urinaire n'admet que des instruments du calibre 17 (*mesure anglaise*) ; pas de difficulté à passer des sondes de ce calibre à travers l'urèthre postérieur.

Traitement. — Cathétérisme régulier, repos au lit, diète légère.

2 juillet. Le méat et la fosse naviculaire sont incisés, de façon à admettre des instruments du calibre 32 jusqu'à la vessie ; nous pensons que ce moyen peut agir favorablement sur la rétention, dans le cas où la cause réside dans l'urèthre postérieur.

Pendant les dix jours suivants, le malade fut maintenu au lit et cathétérisé régulièrement avec une sonde n° 30. Il n'y avait pas le plus léger obstacle et l'observation la plus attentive montra que l'hypertrophie de la prostate était la cause vraie de la rétention.

Le 10. Dix gouttes d'une solution de cocaïne à 4 p. 100 furent injectées au niveau du cordon spermatique, tout près de l'anneau inguinal externe. Les *canaux déférents furent isolés* et séparés du cordon dans l'étendue d'un pouce ; des doubles ligatures à la soie fine de un quart de pouce furent placées séparément sur chaque canal. *Le canal ne fut pas sectionné.* Réunion des plaies par une suture à la soie fine ; pansement ordinaire à la gaze iodoformée. Le malade fut maintenu au lit, et placé dans les mêmes conditions qu'avant l'opération. Jusqu'au 18 juillet, sept jours après l'opération, toute l'urine fut extraite par le cathétérisme. Ce jour-là, quelques gouttes estimées à *deux drachmes* furent expulsées volontairement. Depuis lors, jusqu'à sa sa sortie, on prit, aussi exactement que possible, la mesure des quantités d'urine extraites par le cathétérisme et émises séparément par l'urèthre.

Date	PAR LE CATHÉTER	PAR L'URÈTHRE	QUANTITÉ MAXIMA D'URINE RÉSIDUELLE CONSTATÉE A UN MOMENT DONNÉ, CHAQUE JOUR, APRÈS LA MICTION VOLONTAIRE.
Juillet 19......	Tout	0 onces	
— 20......	—	0 —	
— 21......	32 onces	2 —	
— 22......	24 —	11 — 1/2	
— 23......	49 —	3 —	
— 24......	28 —	5 —	
— 25......	31 —	10 —	
— 26......	28 —	12 —	
— 27......	41 —	20 —	
— 28......	23 —	15 —	
— 29......	29 —	25 —	12 onces
— 30......	13 —	29 —	6 —
— 31......	13 —	29 —	5 —
Août 1er......	5 —	28 —	5 —
— 2......	9 —	39 —	9 —
— 3......	5 —	42 —	5 —
— 4......	7 —	31 —	7 —
— 5......	Cathéter non employé	43 —	
— 6......	5 onces	44 —	
— 7......	5 —	47 —	5 —
— 8......	3 — 1/2	39 —	5 —
— 9......	2 — 1/2	32 —	3 — 1/2
— 10......	3 —	37 —	2 — 1/2
— 11......	3 —	27 —	3 —

Les mesures des quantités d'urine émise cessèrent ici ; à partir du 1er août, le malade fut cathétérisé une seule fois par jour, après une miction du matin ; pendant ce temps, la plus grande quantité d'urine résiduelle trouvée fut de 9 onces et la plus petite de 2 onces et demi.

Depuis qu'il est sorti de l'hôpital, ce malade a été soumis à mon observation. Il est retourné à ses anciennes occupations, et se porte mieux qu'à aucun moment de sa vie, pendant les dix dernières années ; les intervalles entre les mictions sont plus longs, et il n'a pas de troubles vésicaux. J'ai toujours recherché quelle était la quantité d'urine résiduelle, et ne l'ai jamais trouvée supérieure à 3 onces et demie ; elle est généralement de 2 onces et demie. Le malade *a besoin du cathéter une seule fois par jour. Il n'y a pas de signe d'atrophie testiculaire*, ni d'aucune variation des épididymes, ainsi que le fait a été constaté par les médecins des sociétés auxquelles il a été montré. Le seul trouble qu'on puisse attribuer à l'opération est une sensation de chaleur et de démangeaison dans les pieds et les jambes, surtout la nuit. La distance de l'urèthre est maintenant de 8 pouces trois quarts et la prostate a environ les dimensions d'un œuf de cane.

OBSERVATION 13. — *Résection des canaux déférents.* — (KING de Toronto) in WHITE. *Med. News*, 7 décembre 1895.

Le Dr King, de Toronto, m'envoie le cas suivant dans lequel il a réséqué deux centimètres et demi de chaque canal déférent. Homme de 65 ans, qui était dans une situation pénible et douloureuse, à la suite d'une hypertrophie de la prostate. Le malade a déclaré lui-même que le mieux qu'il avait ressenti depuis l'opération, l'avait déjà pleinement rétabli.

Le lobe médian était le plus large ; la glande était très dure. Les efforts nécessaires autrefois pour faire surgir le jet étaient maintenant absolument nuls.

OBSERVATION 14. — *Section et ligature des canaux déférents.* — ISNARDI. *Bullet. de l'Acad. de méd. de Turin*, 1er janvier 1896.

Malade de 68 ans. Dysurie datant de trois ans, et depuis dix-huit mois, écoulement continu et involontaire d'urine ; excoriations du scrotum et de la cuisse. Testicules normaux de moyen volume. Prostate symétrique du volume d'une petite pomme. Le globe vésical remonte à deux doigts au-dessus de l'ombilic et se palpe facilement en raison de la maigreur du malade. A refusé la fistulisation hypogastrique que lui a proposée un chirurgien.

Opération le 15 juin.

Le 28. La vessie dépasse encore le pubis de un travers de doigt.

1er juillet. L'incontinence a disparu ; le malade urine volontairement toutes les heures ; la vessie n'est plus palpable à travers le ventre.

Le 17. Garde l'urine quatre heures et la projette à une certaine distance ; les excoriations cutanées sont tout à fait guéries. La prostate est diminuée de volume.

17 septembre. Meurt de marasme, mais jusqu'au dernier moment, la miction s'est maintenue régulièrement. A l'autopsie, on trouve une vessie à colonnes, et un reste d'hémorrhagie sous-muqueuse ancienne ; la prostate est diminuée de volume, surtout son lobe gauche. Le testicule gauche a le volume d'une fève, le droit est un peu plus gros.

OBSERVATION 15. — ISNARDI. *Ibid.*

Malade de 71 ans ; volumineuse hernie double, irréductible à droite. Dysurie datant de huit ans, fausse route uréthrale, due à l'usage très fréquent que fait le malade de la sonde anglaise, ne pouvant introduire un cathéter Nélaton : toutes les demi-heures, est obligé d'uriner avec douleur, goutte à goutte et ne peut vider sa vessie ; c'est pourquoi il a recours au cathétérisme qui provoque une hémorrhagie profonde. Chaque jour, fièvre septique ; l'urine paraît acide et peu altérée. Le premier jour de l'opération, il peut uriner spontanément, et avec la sonde on extrait 180 gr. de résidu. L'opération bilatérale a été un peu difficile, à cause des deux hernies. Le neuvième jour, je priai le malade d'uriner ; dix minutes après, je fis le cathétérisme et ne trouvai plus que 25 gr. d'urine résiduelle.

Le malade dort tranquillement et se déclare très satisfait.

Plus de fièvre, plus besoin de sonde. N'urine que trois à quatre fois par jour sans douleur.

OBSERVATION 16. — *Section et ligature du canal déférent droit.* — ISNARDI. *Ibid.*

Malade de 69 ans, varicocèle gauche et testicule gauche correspondant atrophié. Hydrocèle droite ponctionnée; le testicule sous-jacent est sain. Depuis plusieurs années, signes de prostatisme; depuis quatre jours, ne peut uriner et son médecin ne réussit pas à le cathétériser. Malgré la pauvre instrumentation de l'hôpital, j'arrivai enfin à lui introduire une sonde métallique dont le bec en entrant dans la vessie dévie fortement à gauche. Par le toucher rectal, on sent la moitié droite de la prostate grosse, la moitié gauche atrophiée (correspondant au testicule atrophié). État général grave, coma, facies hippocratique. Section et ligature du canal déférent droit. Trois jours après, le cathétérisme est encore difficile et je dois passer une sonde anglaise. Sept jours après l'opération, le cathéter ordinaire qu'il était absolument impossible d'introduire dans la vessie passe avec facilité et permet de faire un cathétérisme évacuatif bi-quotidien. Le malade change d'aspect et quitte son lit. Quatre jours après, il meurt d'une attaque d'apoplexie. Pas d'autopsie.

OBSERVATION 17. — ISNARDI. *Ibid.*

Malade de 80 ans. Dysurie depuis sept ans, qui dégénéra progressivement en ischurie absolue; depuis sept ans, est obligé de recourir à la sonde, dont l'introduction n'est pas toujours facile, et qui donne lieu parfois à des hémorrhagies et à de la fièvre. Opéré le 25 août, et dès le lendemain n'eut plus besoin de se servir de sonde; tous les symptômes du prostatisme disparurent rapidement.

Garde l'urine trois heures au maximum, et l'émet avec facilité, sans accuser la plus légère brûlure. L'état général qui était détestable est très florissant. Avec le temps, la miction s'améliora encore.

OBSERVATION 18. — ISNARDI. *Ibid.*

Malade de 55 ans. Depuis deux ans, dysurie grave, troubles vésicaux et rectaux, de nature nerveuse. Fut opéré deux fois d'hémorrhoïdes, et après la seconde fois, en raison de l'impossibilité d'uriner spontanément, dut se servir constamment de la sonde. Eut une cystite qu'on guérit avec des instillations de nitrate d'argent. Mais est tourmenté par un spasme grave du col de la vessie, qui lui donne des idées de suicide.

Opéré le 21 juillet; le 25, il urine deux fois tout seul assez abondamment, ce qu'il n'était pas arrivé à faire depuis plusieurs années. Mais toute la douleur n'avait pas encore disparu, et le 30 juillet, neuf jours après l'opération, dans un moment de découragement, il se suicida.

OBSERVATION 19. — ISNARDI. *Ibid.*

Malade de 64 ans, atteint d'une cardiopathie grave et de néphrite; prostatisme depuis plusieurs années. Cathétérisme difficile qui provoque une hémorrhagie; fausses routes; cystite purulente, qui nécessite la sonde à demeure : urine alcaline, fièvre, adynamie. A gauche, hernie scrotale réductible et testicule et épididyme gros, d'origine blennorrhagique; testicule droit normal. La prostate a le volume d'un petit œuf de poule; tendue, dure et irrégulière à gauche. Le traitement ordinaire ne réussissant pas, je fais l'opération.

22 octobre. Opération facile à droite, un peu plus difficile à gauche, où je dus chercher le canal déférent, au milieu des plis d'un gros sac herniaire, et que je ne pouvais pas arriver à découvrir.

Dès le premier jour, le malade urina, mais très fréquemment.

23 octobre. L'urine est acide et ne contient plus de pus (24 heures après l'opération); par le cathéter, j'extrais un résidu vésical de 30 gr.

27 octobre. Urine librement. Est pris subitement d'accès de suffocation et, dans une crise de sa grave cardiopathie, meurt le 4 novembre.

OBSERVATION 20. — ISNARDI. *Ibid.*

Malade de 70 ans. Ischurie datant d'un mois; succéda à un trouble diététique; fut cathétérisé deux à trois fois par jour; à l'hôpital, on lui continua quinze jour ce traitement, mais sans aucun résultat. L'urine est purulente, les testicules normaux. La prostate est très petite; « c'est un prostatique sans prostate grosse ». Je l'opérai des deux côtés. Deux jours après l'opération, il émettait en plusieurs fois 150 gr. d'urine et chaque matin le cathéter en retirait encore 500 gr. Cinq jours après, urine à tout moment, mais n'a plus besoin de la sonde. Cette semaine, commence à uriner mieux; la miction est normale, toutefois encore fréquente.

OBSERVATION 21. — ISNARDI. *Ibid.*

Malade de 65 ans. Prostatisme depuis un grand nombre d'années; depuis plusieurs mois, chaque quart d'heure, nuit et jour, besoin impérieux d'uriner, auquel le patient est obligé d'obéir, avec douleur et fatigue; n'éprouve pas un moment de tranquillité.

Testicule et prostate de moyen volume, épididymite chronique à gauche. Hernie inguinale droite, mobile.

Le jour, depuis l'opération bilatérale, la miction est plus facile, moins fréquente, et le spasme du col de la vessie a disparu; le malade se sent renaître, depuis quinze jours, la fonction est normale.

OBSERVATION 22. — ISNARDI. *Ibid.*

Malade de 76 ans. Depuis nombreuses années, prostatisme et usage fréquent de la sonde, à la suite de laquelle s'est développée depuis trois mois une épididymite gauche. Urine purulente, d'odeur ammoniacale, cathétérisme difficile et douloureux, spasme continu, dont souffre le malade nuit et jour ; insomnie, morphinomanie, marasme, prostate de moyen volume.

27 octobre. Opération. Cette même journée, il émet une grande quantité d'urine purulente et les douleurs cessent comme par enchantement. Trente heures après l'opération, l'urine a une réaction acide et contient un pus très rare. Le lendemain, le pus est de nouveau abondant, une partie sort spontanément par l'urine, l'autre par le cathétérisme. L'examen de cette urine révèle une pyurie due à une pyélo-néphrite, laquelle poursuit son cours fatal et le malade meurt le 9 novembre.

Malgré cela, les symptômes douloureux, depuis l'acte opératoire, étaient disparus ; le malade se contenta d'une potion indifférente ou à peu près, qu'on lui faisait prendre pour sa morphine ; ce qui prouve que, depuis l'intervention chirurgicale, il y eut un soulagement très appréciable.

OBSERVATION 23. — ISNARDI. *Ibid.*

Malade de 71 ans. Depuis 5 ans, ischurie complète ; depuis 8 mois, cystite, qui oblige à pratiquer le cathétérisme chaque heure du jour et environ chaque demi-heure de la nuit.

26 juillet. Opération ; guérison rapide qui lui permit de quitter son lit le troisième jour.

27 août. Aucun changement.

11 septembre. Au commencement de ce mois, la cystite a disparu ; le malade se cathétérise toutes les trois heures ; l'urine, qui jadis contenait du pus et du sang, est maintenant normale et de réaction acide. Il commence à émettre quelques gouttes spontanément.

1er octobre. Le malade est, comme avant l'opération, obligé de se cathétériser constamment avec une sonde de Nélaton ; il quitte l'hôpital. Le résultat de l'opération est nul.

OBSERVATION 24. — ISNARDI. *Ibid.*

Malade de 82 ans. Incontinence de 2 ans. Volumineuse hydrocèle à gauche ; hernie réductible à droite. Prostate volumineuse, surtout son lobe gauche.

19 octobre. Opération qui est facile, après évacuation du liquide de l'hydrocèle. Le lendemain cesse l'incontinence diurne d'urine, mais celle de la nuit persiste.

20 novembre. Meurt d'apoplexie. Depuis une semaine, n'était plus obligé de quitter son lit la nuit, et le jour, urinait spontanément.

OBSERVATION 25. — ISNARDI. *Ibid.*

Malade de 82 ans. Depuis des années, dysurie ; depuis cinq mois, regorgement.

A son entrée à l'hôpital, je trouve la vessie distendue (4 doigts au-dessus du pubis), l'urine alcaline, l'état général mauvais. Pendant un mois, on le cathétérise deux fois par jour, mais l'ischurie complète continue, ainsi que le regorgement. Le cathétérisme devient plus difficile et provoque une hémorrhagie. L'urine est encore alcaline, malgré des lavages variés.

Petite hydrocèle à gauche. Prostate très grosse surtout à son lobe droit.

15 novembre. Opération qui se fait très facilement.

Le 16, Le cathétérisme est plus facile dans la journée.

Le 17. La nuit, le malade urine spontanément quelquefois. Se cathétérise chaque matin. Le regorgement a cessé.

Le 21. Cathétérisme tous les deux jours ; on retire de la vessie 300 grammes d'urine, le reste est expulsé volontairement, sans que le malade perde une seule goutte.

Le 26. Meurt de marasme sénile ; à l'autopsie, je trouve la prostate du volume d'un gros œuf de poule, une vessie à colonnes, des testicules flasques.

OBSERVATION 26. — *Résection des deux canaux déférents.* — NEGRETTO. *Riforma medica*, 22 janvier 1896, n° 17.

P. D..., 71 ans, maçon, entre dans le service le 12 août 1895. Rien au point de vue héréditaire. Pas de syphilis, ni aucune autre maladie grave. L'affection actuelle date de cinq ans. Le malade éprouva d'abord de la difficulté de la miction, qui s'accentua de plus en plus, au point que la rétention devint complète. Il entra plusieurs fois pour ce motif dans un hôpital, et, dernièrement, cinq jours après sa sortie, il fut obligé de rentrer ici : il souffrait atrocement de son prostatisme ; le toucher rectal était insupportable.

État actuel. — Le malade est pâle et amaigri. L'examen du thorax et de l'abdomen est négatif ; du côté de l'appareil génito-urinaire, le toucher rectal révèle la présence d'une prostate, du volume d'une demi-orange, douloureuse à la plus légère pression. La sonde exploratrice de Mercier éprouve de la difficulté à pénétrer dans la vessie, lorsqu'elle arrive au niveau de l'urèthre prostatique. L'urine est trouble, pâle, à réaction alcaline, avec une odeur très vive d'ammoniaque.

On pratique notre opération le 16 ; celle-ci terminée, on introduit un cathéter de Nélaton, qui reste en permanence dans la vessie jusqu'au septième jour. A cette époque, on l'enlève avec les points de suture. Tout a marché rapidement ; la réunion s'est faite par première intention. Vingt jours après l'opération, le malade quittait l'hôpital en parfaite santé, et actuellement il se porte très bien. Par le toucher rectal, pratiqué à sa sortie de l'hôpital, on notait une diminution sensible du volume de la prostate, diminution qui fut trouvée plus manifeste encore trois mois et demi plus tard (1).

(1) La traduction de cette observation et de la suivante est due à M. le Dr Gianni, que nous remercions de son amabilité.

OBSERVATION 27. — *Hypertrophie prostatique. Cautérisation thermo-galvanique suivant la méthode de Bottini. Réapparition des symptômes vésicaux. Résection des canaux déférents.* — NEGRETTO. *Riforma medica*, 22 janvier 1896, n° 17.

Dr P..., âgé de 66 ans, constitution saine et robuste. Pas de maladies intéressantes; pas de syphilis; pas d'excès alcooliques. Il est atteint de prostatisme depuis l'âge de 54 ans, mais la maladie s'est aggravée plus tard. Après avoir usé de tous les moyens médicaux, le malade se présenta à l'examen du professeur Tanzini (avril 1888), lequel, dans une note clinique publiée alors, s'exprimait ainsi à son sujet : « P... est encore assez valide, mais très amaigri depuis un an; il a le caractère des *cystopathes* et est atteint de mélancolie. Il ne peut pas uriner seul, et, même avec le secours du cathétérisme, l'urine sort très faiblement. Les urines forment un dépôt de mucus peu abondant; réaction neutre. Par le cathétérisme et l'exploration rectale on constate que le lobe moyen est très tuméfié au-dessus de la région du *verumontanum*. »

Le 19 avril 1888, il pratiqua la cautérisation thermo-galvanique de la prostate suivant la méthode de Bottini. Le résultat a été favorable et, pendant près de deux ans, le malade a uriné sans avoir recours au cathéter et sans éprouver de souffrances. Mais, après ce laps de temps, il recommença à ressentir encore très fréquemment des envies fréquentes d'uriner, des douleurs qui s'irradiaient tout le long de l'urèthre, et de la rétention d'urine. On épuisa toutes les ressources de la médecine.

Au courant du mois d'avril 1895, par le toucher rectal, je trouvai la prostate très volumineuse et très dure, surtout au niveau du lobe gauche; douloureuse à la plus légère pression. La sonde exploratrice de Mercier décelait un obstacle qui permettait difficilement de pénétrer dans la vessie; le cathétérisme provoquait très souvent des douleurs et l'issue de sang. Les urines sont troubles, à réaction alcaline, et une vive odeur d'ammoniaque s'en dégage. Pendant la nuit, le malade est obligé d'uriner au moins cinquante fois; pendant le jour, il ne peut rester deux heures sans le faire. Pâle, amaigri, découragé, le malade a des douleurs si violentes qu'il est obligé, pour les calmer un peu, d'avoir recours aux injections hypodermiques de morphine. On pratique des injections vésicales avec de l'eau borico-salicylée, mais on n'obtient qu'une amélioration transitoire. On se résout alors à pratiquer la résection des canaux déférents, qui ne donne lieu à aucun accident; on introduit ensuite un cathéter de Nélaton n° 19, qu'on laisse en place jusqu'au septième jour, époque à laquelle on l'enlève avec les points de suture. Réunion *per primam;* le malade quitta son lit le douzième jour. Le cathétérisme fut encore nécessaire, mais on le fit plus rarement; l'appétit augmenta. Un mois après, l'examen montra que la diminution de volume de la prostate était déjà appréciable, particulièrement du côté du lobe droit; trois mois et demi plus tard, la tuméfaction que présentait la glande avant l'opération était réduite de la moitié environ. Actuellement, le malade présente une mine superbe et mange beaucoup; il urine spontanément, mais comme le passage de l'urine détermine de la douleur, il a encore souvent recours à la sonde. Le cathétérisme est plus facile à pratiquer, mais les troubles que le malade accusait avant l'opération sont encore peu améliorés. En somme, le résultat consiste dans la diminution de volume de la prostate, dans la plus grande facilité de pratiquer le cathétérisme, dans la rapide disparition du sang et du pus des urines, dans l'amélioration progressive de l'état du malade, et dans une notable augmentation de poids. Quant aux résultats éloignés de l'opération, on ne peut encore se prononcer, car la date de l'intervention est encore trop rapprochée.

OBSERVATION 28. — *Évulsion bilatérale des canaux déférents.* — HELFERICH. *Deutsch. med. Woch.*, 9 janvier 1896.

G. W..., vieillard, faible, âgé de 69 ans, entre dans le service le 26 novembre 1894, souffrant depuis des années des complications rénales connues de l'hypertrophie de la prostate. Il eut, de plus, à lutter dans les premiers jours contre une broncho-pneumonie. Depuis quatre mois, le malade ne pouvait uriner d'une façon active; le cathétérisme et les lavages de la vessie n'amenèrent aucun résultat; bien plus, au lieu de s'améliorer avec les soins, le malade empira encore : sa faiblesse était si grande que même la castration me sembla une entreprise trop considérable.

Je me résolus à l'évulsion bilatérale du canal déférent; cette opération se passa très bien et rapidement, à l'aide d'une narcose de courte durée; les petites plaies n'eurent pas besoin de pansement, elles furent toutes deux fermées par deux points de suture et recouvertes de collodion. Sitôt les suites de la narcose passées, le malade sortit de son lit, portant un suspensoir.

Pendant les premiers jours, 2,000 c. c. d'urine furent évacués par des cathétérismes répétés. Le sixième jour, à la visite du matin, le malade raconte qu'il a pu uriner en petite quantité et presque goutte à goutte, mais avec des envies fréquentes d'uriner; ce jour, l'évacuation spontanée dépassa 125 c. c., et le cathétérisme ramena 2,250 c. c. d'urine.

7e jour,	172 c. c. par évacuation spontanée,	1.900 par cathétérisme.
8e —	700	—	—	1.500	—
9e —	375	—	—	1.900	—
10e —	835	—	—	1.200	—
11e —	875	—	—	1.500	—
12e —	1.050	—	—	800	—

Trois semaines après l'opération, la proportion était de 1,800 à 620.

Dans la suite, la quantité d'urine évacuée spontanément oscilla entre 1,200 et 1,600 c. c., tandis que, par le cathétérisme, la quantité extraite était comme autrefois de 550 à 600 c. c. Sept semaines après l'opération, la proportion était de 800 c. c. d'urine évacuée spontanément pour 200 à 400 c. c. ramenés par cathétérisme ; la quantité totale d'urine avait diminué notablement de la huitième à la dixième semaine, et, à cette époque, le malade urinait spontanément de 1,200 à 1,800 grammes ; le résidu n'était plus que 200 à 300 grammes.

Dès lors, on n'entreprit plus le cathétérisme dans un but thérapeutique, mais seulement pour déterminer la quantité d'urine résiduelle. La santé du malade s'était, pendant ce temps, beaucoup améliorée : il avait presque des forces et avait gagné 17 livres (de 114 l. à 131 l.). Dans les premiers temps, le malade fut ennuyé par de fréquentes envies d'uriner. Peu à peu, cet état s'améliora ; les nuits devinrent bonnes, à condition qu'on évacuât, tard le soir, l'urine par le cathétérisme.

OBSERVATION 29. — *Évulsion du canal déférent.* — HELFERICH. *Ibid.*

Malade dont l'auteur ne donne pas l'observation, et dont il se contente de dire : « J'ai délaissé l'évulsion du canal déférent, après que, dans un second cas, qui fut suivi de mort par pyélonéphrite suppurée, et dont je fis l'autopsie, j'eus vu qu'il y avait dans la région des vésicules séminales et à la face postérieure de la vessie des ecchymoses sous-péritonéales assez étendues. »

OBSERVATIONS 30 à 37. — HELFERICH. *Ibid.*

Nous publions ici, sous le titre d'obs. 30 à 37 en regrettant qu'Helferich n'en ait pas donné les détails, huit autres opérations pratiquées par lui, et dont il n'indique que les résultats qui suivent :

Dans un cas, qui, à l'inspection objective, ne donna lieu à aucune amélioration apparente, le malade était très content de la disparition de ses symptômes fonctionnels.

Chez un autre malade, disparut à la suite de l'opération et immédiatement, un ténesme très pénible du sphincter anal.

Un troisième malade éprouva des envies moins fréquentes d'uriner ; le jet devint plus fort ; et la mélancolie dont il était atteint, disparut également.

Chez un de mes opérés, atteint fort probablement de tumeur maligne de la prostate, l'introduction du cathéter, qui fut obligatoire, même après mon intervention, devint beaucoup plus facile.

La diminution du volume de la prostate, appréciable par le toucher rectal, ne s'est montrée que dans un petit nombre de mes cas. Très remarquable est, à ce point de vue, une observation dans laquelle j'eus à me réjouir du contrôle du médecin de la famille. Il s'agissait d'un homme âgé, de Berlin, qui me fut adressé de là-bas par son médecin. Il était atteint d'hypertrophie de la prostate et de cystite, et mon collègue pensait qu'il pourrait bien s'agir d'une tumeur maligne de la glande ; en effet, la prostate augmentait de volume d'une façon remarquable, et était occupée dans sa moitié gauche par une tumeur dure, bosselée, déformant le rectum. Lorsque le malade retourna chez lui, seize jours après l'opération que je lui fis, la moitié droite de la prostate avait diminué considérablement et était devenue plus molle. La masse dure de la moitié gauche, au contraire, ne me parut pas changée; lorsque, huit jours après, le médecin traitant examina le malade à Berlin, il trouva cette même partie de la prostate considérablement diminuée, et m'écrivit que s'il avait vu le malade autrefois en cet état, il n'aurait jamais songé à une tumeur maligne.

Dans plusieurs de mes observations, il était impossible de constater une amélioration immédiate après l'opération; dans deux cas, il s'agissait en même temps de calculs vésicaux; une fois, une péritonite enkystée compliqua l'affection.

OBSERVATION 38. — *Division sous-cutanée des canaux déférents.* — *Œdème considérable du scrotum, du pénis ; suppuration ; frissons. Castration double.* — LAUENSTEIN. *Centralbl. f. Chir.*, 15 février 1896.

L'auteur, avant de publier son observation, s'exprime ainsi : « Après la publication des résultats favorables de la castration pour hypertrophie de la prostate, je résolus de faire, dès que j'en aurais l'occasion, au lieu de la castration, simplement la division du cordon après ligature. » Il est donc probable que l'isolement du canal déférent a été fait d'une façon incomplète, et que la ligature simultanée de quelques branches artérielles a donné lieu à des complications facilement explicables chez un vieil urinaire; offrant un terrain favorable à des phénomènes infectieux. Voici, du reste, l'observation :

Le patient, âgé de 81 ans, bien portant d'ordinaire, avait dû déjà, depuis plusieurs années, se faire cathétériser de temps en temps, en raison d'une hypertrophie très considérable de la prostate ; de plus, il souffrait, depuis longtemps, jour et nuit, d'incontinence.

Le 12 mai 1895, le médecin de la maison ne réussit pas à pratiquer le cathétérisme ; appelé tard dans la soirée, comme il sortait du sang de l'urèthre, je fis, pour vider la vessie distendue, la ponction sus-pubienne, avec application d'une sonde à demeure. Le malade, quoique maintenu au lit, était très agité. Presque tous les jours, la sonde sortait, et pourtant, elle était solidement attachée. A plusieurs reprises, nous réussîmes à replacer la sonde sans le secours du chloroforme. Parfois, cependant, nous étions obligés d'avoir recours à la narcose, parce que, cela est évident, les rapports de la vessie avec la paroi abdominale s'étaient modifiés. L'état finit par devenir inquiétant. Au milieu des phénomènes vésicaux qui allaient en augmentant, se montrèrent de légères élévations de température, avec anorexie, langue sèche et malaise général.

Étant données les circonstances, je proposai la section du canal déférent, ce qui fut fait le 1er janvier 1895, par une incision longitudinale, sous le chloroforme.

Le canal déférent fut découvert, isolé, et après la division, on procéda à la ligature de chaque canal séparément.

Puis suture des incisions.

En même temps, on fit un examen approfondi du rectum.

La prostate était très hypertrophiée, avait une longueur de deux phalanges et une largeur d'une phalange ; le lobe gauche était un peu plus gros et un peu plus dur que le droit ; le lobe moyen pénétrait loin dans la vessie ; au milieu de la prostate, on sentait une partie plus dure.

Vers la fin de l'opération, on essaya de mesurer l'urèthre ; mais nous n'arrivâmes pas à introduire dans la vessie une sonde anglaise demi-élastique. J'essayai trois fois de l'introduire sans succès, chaque fois l'orifice de la sonde était rempli de matières coagulées. Je fais mention de ces sondages répétés simplement parce que l'amélioration qui suivit devint encore plus évidente.

A partir du jour de l'opération, le malade urinait spontanément et, — je le dis de suite, — l'incontinence cessa complètement quelques semaines après. Mais après cette section du canal déférent, le traitement ne fut pas terminé, et c'est pour cette raison que le cas est remarquable. Après l'opération, les testicules enflèrent considérablement, et il se montra des ecchymoses étendues de la peau du scrotum. L'incision guérit par première intention, mais sous l'influence de l'incontinence, qui persista au commencement, malgré l'émission spontanée d'urine, et de l'humidité constante, dans laquelle se trouvait par suite le scrotum, l'incision suppura.

Le 9 juin, l'enflure du scrotum augmenta, il se fit de l'œdème du pénis, et les jours suivants, survinrent de légers frissons.

C'est pourquoi le 14 juin, pendant une chloroformisation très courte, j'énucléai les deux testicules, qui étaient très hypertrophiés, et présentaient des plaques hémorrhagiques.

Après cette intervention, l'état général s'améliora à vue d'œil ; l'œdème du pénis et du scrotum rétrocéda et, vers la moitié de juillet, les plaies étaient entièrement guéries.

Le 5 juillet, la prostate était devenue sensiblement plus plate et plus petite. Déjà, au commencement de juillet, l'incontinence avait complètement cessé. En juillet, passagèrement, l'urine contenait du sang frais, qui semblait venir de la prostate.

Depuis, l'état est stationnaire ; je n'ai pas revu le malade, mais (fin janvier 1896) j'ai entendu dire qu'il n'éprouvait plus aucun trouble du côté de la vessie, et que depuis le 1er juin il n'a plus eu besoin de sonde.

OBSERVATION 39. — *Division sous-cutanée du canal déférent gauche.* — HARRISON. *Lancet*, 22 février 1896.

Malade âgé de 72 ans. Il avait été reçu parce qu'il présentait des envies fréquentes d'uriner, toutes les deux heures environ ou même plus souvent encore d'après lui, et qui se produisaient aussi bien le jour que la nuit. La prostate était grosse, avec un lobe gauche prédominant, mais le patient n'était pas obligé d'avoir recours au cathétérisme. Après lui avoir expliqué ce qu'on allait lui faire, M. W. Braine *lui administra de l'éther*, et je divisai le canal déférent gauche suivant mon procédé. Il a rapidement retiré des avantages de son opération, et ce cas peut être classé parmi les plus probants, puisque huit jours après l'intervention, il était capable de retenir son urine pendant la nuit tout entière. Il quitta l'hôpital le dixième jour, et depuis lors va très bien.

OBSERVATION 40. — *Hypertrophie prostatique et calcul vésical. Lithotritie, puis division sous-cutanée du canal déférent gauche.* — HARRISON. *Lancet,* 22 février 1896.

Malade de 63 ans, que je vis en octobre 1894, qui avait une prostate très volumineuse, une vessie irritable et qui était presque constamment obligé d'avoir recours au cathétérisme. La fréquence des mictions avait suivi une marche progressive et l'urine était très sale et ammoniacale. Au bout de quelques semaines, des concrétions phosphatiques apparurent, et j'enlevai un calcul par la lithotritie. Un mieux suivit cette opération, et la sonde montra que la vessie était en apparence nettoyée. Pourtant, les vieux symptômes prostatiques réapparurent avec une plus grande violence, et, de nouveau, il fallut avoir recours au cathétérisme, environ toutes les heures, jour et nuit. En octobre 1895, il fut de nouveau nécessaire de débarrasser la vessie de calculs phosphatiques par la lithotritie, et à la même époque, après lui en avoir donné les raisons, je pris le parti de *diviser le canal déférent gauche selon ma méthode.* Le malade était alors dans une maison de santé chirurgicale, et il fut capable de retourner chez lui le septième jour.

Je l'ai vu depuis, et le contraste qui existe entre sa condition actuelle et celle d'auparavant est des plus marqués. *Le testicule et la prostate se sont atrophiés tous deux;* le cathéter pénètre très facilement et sans provoquer de spasme, et, ainsi qu'il le dit lui-même, « il arrive peu à peu à uriner beaucoup mieux qu'il ne le faisait précédemment ». Il peut, sans en être incommodé, conserver son urine pendant cinq ou six heures, il l'expulse spontanément avec une plus grande facilité qu'autrefois. De plus, l'urine est parfaitement claire, présente son acidité normale, état qui n'avait jamais été atteint, depuis que je le connais.

OBSERVATION 41.— *Résection des deux canaux déférents.* — VAUTRIN. *Ann. des mal. des org. gén.-urin.,* mars 1896.

Un homme de 62 ans, L. C..., m'est adressé de Bult (Vosges), en juillet 1895. Il s'agit d'un prostatique qui, en août 1894, a déjà éprouvé de la rétention, puis des mictions fréquentes, des douleurs vésicales, etc. En octobre de la même année, survint de l'incontinence qui dura quelques semaines et fut traitée par le cathétérisme et des lavages vésicaux.

En juin 1895, le malade éprouva de nouveau de la rétention, puis de l'incontinence avec douleurs dans le bas-ventre et le périnée. Son médecin le traita jusqu'au 15 juillet, date de son entrée à la Maison de secours.

L... est un vieillard encore robuste, campagnard, d'une bonne santé habituelle, peu adonné à l'alcool. Il souffre beaucoup, surtout pendant la nuit, d'une distension vésicale excessive. Le cathétérisme est institué régulièrement, mais, malgré des soins attentifs, aucune amélioration ne se produit. Je propose au malade la castration double qu'il refuse, préférant la mort, dit-il, à un tel sacrifice. Je venais de lire à cette époque la relation d'une résection des cordons faite par Isnardi chez un prostatique. Je parlai au malade de cette intervention qu'il accepta.

Elle fut pratiquée le 29 juillet, sous le chloroforme. Je fis deux incisions le long des cordons et immédiatement au-dessous des orifices externes des canaux inguinaux. J'isolai le canal déférent de chaque côté et j'en réséquai une longueur de 5 centim. environ. Les vaisseaux furent laissés intacts, contrairement à ce qu'avait fait Isnardi. Pendant quatre à cinq jours, l'opéré continua à uriner involontairement, puis la miction volontaire revint pendant la journée et enfin la nuit, de sorte que le dixième jour, le malade pissait à volonté et sans aucune douleur. Lorsqu'il quitta le service, les urines étaient encore troubles, mais la miction s'opérait sans aucune difficulté.

OBSERVATION 42. — *Castration testiculaire d'un côté, résection du canal déférent de l'autre côté.* —VAUTRIN. *Ann. des mal. des org. gén.-urin.*, mars 1896.

J'eus l'occasion de traiter un autre prostatique, au mois d'août 1895, à l'hôpital civil. Je trouvai dans une des salles, un homme de 65 ans, journalier, qui, depuis plusieurs années, éprouvait des douleurs et des difficultés dans la miction. Récemment, la rétention était apparue, et en même temps des symptômes fébriles, avec inappétence, langue sèche, frissons, etc. Le cathétérisme et des lavages vésicaux à l'eau boriquée furent pratiqués.

La prostate est volumineuse, irrégulière. Le cathétérisme ne peut être exécuté qu'à l'aide d'une sonde de Gély à grande courbure et non sans provoquer de temps en temps de petites hémorrhagies.

On constate sur le testicule droit une petite tumeur, du volume d'une noix, fluctuante, nettement séparée de la glande, en rapport avec l'épididyme, et ressemblant à un kyste spermatique.

Comme remède à cette situation critique, je conseille au malade de se laisser enlever les deux testicules. Cette proposition est repoussée, mais comme un de ces testicules semble malade, j'obtiens l'autorisation d'enlever celui-là et de faire une résection du canal déférent de l'autre côté.

Ce plan est exécuté le 13 août. A droite, je pratique la castration ; à gauche,

je résèque à l'aide d'une incision sous-inguinale, 4 à 5 centim. du canal déférent. La réunion des plaies est obtenue par quelques points de suture. Le diagnostic de kyste spermatique est ensuite vérifié sur la pièce enlevée.

Les suites opératoires furent des plus simples. Le pansement fut enlevé le
dixième jour; les plaies étaient réunies par première intention.

Le 21 août, c'est-à-dire le huitième jour après l'opération, le malade commence à uriner seul dans la journée. Deux jours après les mictions volontaires
s'accomplissent également la nuit. Le 26 août, la miction redevient normale,
sans grande fréquence. A sa sortie, le 28 août, l'opéré émet des urines à peu
près claires et nous assure qu'il ne se lève pas plus de deux fois la nuit pour
satisfaire ses besoins. Dans l'observation prise par M. André, alors interne, il
n'est pas fait mention du toucher prostatique au départ du malade, mais je me
souviens avoir remarqué une diminution de volume très appréciable.

OBSERVATION 43. — *Ligature et résection des canaux déférents.* — VON FRISCH.
Soc. clin. des méd. de Vienne, 17 avril 1896. Résumé d'après le *Münch. med.
Woch.*

Homme de 68 ans; hypertrophie de la prostate avec incontinence et dilatation considérable de la vessie. Depuis dix ans, envies d'uriner croissantes, et
dans les derniers temps, mictions goutte à goutte. A l'entrée du malade, la
vessie remonte à deux doigts au-dessus de l'ombilic; par le toucher rectal, la
prostate présente à peu près le volume d'une orange; l'urine est claire et contient 1 p. 100 environ d'albumine. Le malade est très abattu, la langue est
sèche, la soif excessive.

Opération, le 18 mars, à la cocaïne. — On résèque de chaque côté une étendue de 4 centim. de canal déférent; pas de réaction opératoire. Quelques jours
après, on constate un gonflement du testicule gauche, qui n'est pas encore
complètement disparu. Au bout de vingt-quatre heures après l'opération, la
prostate était manifestement diminuée de volume; trois jours après, le niveau
vésical arrivait à la symphyse; les envies d'uriner décroissaient de jour en jour,
ainsi que les mictions par regorgement; l'urine se débarrassait de son albumine et l'état général du malade devint des plus satisfaisants. La vessie, malgré
sa dilatation d'ancienne date, n'avait pas perdu sa contractilité.

OBSERVATION 44. — *Hypertrophie de la prostate. Sonde cassée dans la vessie et
retirée par la taille sus-pubienne. Résection des canaux déférents et ses résultats
éloignés.* — LOUMEAU. *Annales de la policlinique de Bordeaux,* mai 1896.

Il s'agit d'un cultivateur de Gradignan, âgé de 69 ans, indemne jusqu'alors
de toute affection urinaire, et qui fut pris pour la première fois, il y a neuf ans;
de rétention prostatique à la suite d'un voyage au Médoc. A partir de cette
époque, il ne put uriner que par cathétérisme.

Vers le milieu de juillet 1895, après s'être sondé avec une vieille sonde de Nélaton, n° 17, il fut tout stupéfait de ne retirer du canal que la moitié de cet instrument. Des tentatives d'extraction pratiquées à l'hôpital Saint-André de Bordeaux n'aboutirent qu'à un résultat incomplet : un fragment seul fut retiré par le méat et la portion profonde dut être refoulée par le chirurgien dans la vessie. La taille hypogastrique fut alors proposée au malade qui s'y refusa et quitta l'hôpital. Quinze jours après l'accident, se trouvant en proie à une cystite de plus en plus douloureuse, et devant les difficultés croissantes qu'il éprouvait à évacuer sa vessie par le cathétérisme, le malade vint à ma clinique le 5 août 1895.

Amaigri par la souffrance et le manque de sommeil, il rend à tout instant une urine purulente, dont les dernières gouttes sont striées de sang. La prostate fait du côté du rectum une saillie bilobée, comparable par son volume et sa forme à deux moitiés de mandarine juxtaposées. Par la palpation hypogastrique combinée au toucher rectal, l'on perçoit l'existence d'une énorme masse prostatique, tombant beaucoup plus du côté de la cavité vésicale que vers le rectum. Le canal, qui depuis plusieurs mois, dit le malade, s'est considérablement rétréci, n'admet pas aujourd'hui l'introduction d'une sonde supérieure, comme calibre, au n° 15 de la filière Charrière. Cette dernière parcourt à frottement dur toute l'étendue de l'urèthre, atteint d'un rétrécissement cylindrique dû à l'épaississement inflammatoire chronique de la paroi uréthrale, elle-même irritée par la répétition fréquente et ancienne des cathétérismes.

L'exploration de la vessie ne me permet pas d'y constater l'existence de fragments de sonde. Toutefois, m'appuyant sur les renseignements fournis par le patient, qui accepte maintenant la taille et sur les troubles douloureux qu'il présente, je décide l'opération pour le lendemain.

Le 7 août, après anesthésie et asepsie du malade, j'introduis par l'urèthre une petite sonde métallique pour laver et distendre la vessie à l'eau boriquée chaude. Le ballon de Petersen étant gonflé, je cherche à faire saillir vers la paroi hypogastrique le bec de la sonde uréthrale, mais sans pouvoir y parvenir. Une fois la vessie ouverte par la classique incision sus-pubienne et chaque lèvre vésicale soulevée par un fil suspenseur, je porte mon index dans la cavité, maintenant évacuée de son contenu liquide. Je heurte immédiatement la prostate qui fait hernie dans la vessie, à la façon d'un prolapsus utérin bombant dans le vagin. Cette saillie prostatique a le volume d'un citron ; elle se dirige obliquement en avant et en haut, où existe l'orifice profond de l'urèthre. Dans cet orifice, je ne rencontre pas l'extrémité de ma sonde métallique, qui a embroché par sa base la lèvre postérieure du boudin prostatique, en arrière duquel je la retrouve. Elle est loin, par conséquent de la paroi abdominale, vers laquelle j'avais inutilement cherché, au commencement de l'opération, à rendre saillant le bec du cathéter. Je retire aussitôt celui-ci dont la fausse route, qui saigne abondamment, avait été singulièrement facilitée par la congestion et la mollesse de la glande hypertrophiée. Dans le bas-fond vésical, je saisis deux fragments de

F.   7

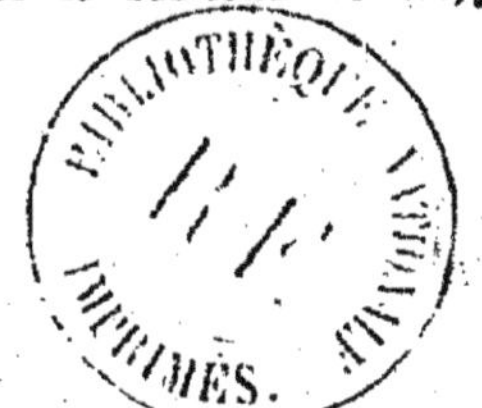

vieille sonde de caoutchouc rouge, longs chacun de 4 centim. et incrustés, intra et extra, de dépôts phosphatiques.

Après lavage de la vessie au nitrate d'argent à 2 p. 100 et mise en place des tubes de Guyon, je ferme par plusieurs points de suture la plaie hypogastrique. N'ayant osé, par crainte d'hémorrhagie, réséquer l'énorme champignon sessile formé dans la cavité vésicale par la prostate hypertrophiée et ne pouvant, sans autorisation préalable du patient, pratiquer la castration, je résèque 1 centimètre et demi de chaque canal déférent.

Le 13. Les tubes de Guyon sont enlevés et remplacés par une sonde de Malécot, mise à demeure par l'urèthre, jusqu'à fermeture de la plaie sus-publienne. Quant aux incisions inguinales faites pour découvrir les déférents, elles étaient en quelques jours réunies par première intention.

J'ai suivi pendant neuf mois ce malade et la résection déférentielle ne m'a donné chez lui que des résultats négatifs.

Les testicules d'abord, ainsi que l'expérimentation et la clinique l'ont déjà montré, ont conservé intégralement leur volume et leur consistance pré-opératoires ; *l'érection, pas plus que l'éjaculation, n'a été, chez ce malade, aucunement influencée.* Du côté de l'hypertrophie prostatique, je n'ai pas constaté de modification soit par le cathétérisme, soit par le toucher rectal, soit par le palper bimanuel. Le cathétérisme est toujours indispensable à l'évacuation de la vessie Il ne peut être pratiqué qu'avec une sonde rigide et peu volumineuse, en raison de la sténose que j'ai signalée tout le long du canal.

OBSERVATION 45. — *Ligature double et résection des canaux déférents.* — DUMSTREY. *Centralbl. f. Chir.*, 1896, n° 18.

Un homme de 65 ans souffrait depuis environ trois ans de difficultés dans l'émission de l'urine. Cet homme, qui avait d'ailleurs l'air très vigoureux et très bien portant, urinait fort mal et était obligé, pour cela, d'avoir souvent recours au cathétérisme. L'urine qu'il retirait chaque fois était en extraordinaire petite quantité, et mélangée le plus souvent à du pus, quelquefois à du sang. Il y a environ six semaines j'eus à le soigner, car, depuis un jour et demi, il n'avait pu arriver à uriner ni à se sonder. L'urine que je lui retirai contenait du sang, des mucosités et du pus. Je constatai une hypertrophie très marquée de la prostate, qui était si haut située que mon index n'en pouvait atteindre le bord supérieur. D'après mon évaluation, elle devait avoir le volume d'un poing d'homme de moyenne dimension.

Je proposai au malade de lui faire des deux côtés la ligature et la résection du canal déférent ; il accepta volontiers cette proposition, pour se débarrasser enfin de son infirmité qui durait depuis de longues années. L'opération fut faite peu de temps après et le résultat en fut visiblement bon. La plaie guérit bien et sans incident ; le troisième jour, le malade pouvait uriner spontanément. L'urine devint de jour en jour plus claire et sort maintenant sans pus et sans trace de sang. La prostate est diminuée de plus de la moitié; les douleurs subjectives ont également diminué.

Par contre, à ma grande surprise, bientôt après l'opération, le malade avait considérablement changé, tant au point de vue physique que moral. Cette perte de forces n'était nullement en rapport avec le choc opératoire, qui avait duré peu de temps. Le malade, peu de temps après l'opération, avait l'air vieux et souffrant; il était lent et maladroit dans ses mouvements, et ses facultés intellectuelles avaient aussi baissé jusqu'à un certain point. Il saisissait très difficilement ce qu'on lui disait, comprenait certaines choses tout à fait de travers, et je crus même constater une certaine dureté de l'ouïe et une difficulté de la parole. Cet état, tout à fait surprenant et inquiétant, dura environ quinze jours, et ce n'est que plus tard que le malade se remit lentement et graduellement, sans avoir toutefois recouvré jusqu'à présent sa vigueur passée.

Après avoir hésité longtemps pour savoir si je devais chercher la cause de tout cela dans le fait de l'opération même, l'article de Czerny a dissipé mon incertitude, et, m'appuyant sur mon expérience, je crois devoir mettre en garde contre l'opinion que la ligature et la résection du canal déférent sont toujours une opération simple et sans danger.

OBSERVATION 46 (inédite). — *Ligature et résection des deux canaux déférents.* — Observation due à l'obligeance de notre maître, M. ROUTIER.

J. B. Br..., 70 ans, est un vieil urinaire que je connaissais d'ancienne date, et que j'avais soigné plusieurs fois à Necker, notamment pour une hématurie d'origine prostatique, il y a un an. La fréquence des mictions remonte déjà loin; elle est telle que le malade est obligé d'uriner tous les quarts d'heure environ, aussi bien le jour que la nuit. Il fut traité longtemps à la consultation externe par le cathétérisme et les lavages boriqués de la vessie, qui étaient arrivés à éclaircir les urines, mais les mictions demeurèrent toujours aussi fréquentes. A son entrée, tous ces troubles persistaient; il y avait des émissions involontaires d'urine, dont se plaignait surtout le malade; la prostate était très grosse, molle, élastique. Varicosités multiples.

Le 19 mai 1896, je fis la résection, après ligature, des deux canaux déférents. Dès le lendemain, les intervalles des mictions étaient beaucoup plus espacés, et, à sa sortie, il y avait un bénéfice considérable puisqu'au lieu de se produire tous les quarts d'heure, les mictions n'avaient plus lieu que quatre à cinq fois, aussi bien le jour que la nuit. Je me souviens avoir examiné la prostate, mais ne me rappelle plus si elle était modifiée.

OBSERVATION 47 (inédite). — *Ligature et résection des deux canaux déférents.* — Observation due à l'obligeance de notre maître, M. ROUTIER.

V. C..., âgé de 58 ans, entre dans mon service les premiers jours de février 1896, pour une rétention d'urine d'origine prostatique; il est maigre et a l'air beaucoup plus vieux que son âge. Pas de blennorrhagie antérieure. Difficulté déjà très ancienne d'uriner. Il y a huit jours, a été pris pendant la nuit d'une extrême difficulté d'uriner, et, malgré de violents efforts, ne put arriver à vider sa vessie. Depuis ce jour, la miction se répète tous les quarts d'heure environ, accompagnée toujours de douloureux efforts, et d'expulsion pénible de quelques gouttes d'urine. Aussi la rétention devint-elle si complète que le ventre se ballonna et que le malade fut obligé d'aller à l'hôpital de la Pitié, d'où on le renvoya après l'avoir sondé. Plusieurs jours de suite cet état se répéta, ne cédant qu'au cathétérisme. Il finit alors par entrer à l'hôpital Necker, salle Civiale, où on lui laissa, les premiers jours, la sonde à demeure. La prostate, par le toucher rectal, apparaît très volumineuse, mais de consistance molle et élastique.

Du 28 février au 15 mars, on essaya en vain de lui retirer la sonde; aussi, devant cet état persistant, je lui proposai la résection des canaux déférents, qu'il accepta.

Le 15 mars, ligature et résection des deux canaux déférents. Il n'y eut pas de résultats immédiats; en effet, le malade ne pouvait uriner spontanément et était obligé d'avoir recours, deux fois par jour au moins, au cathétérisme; cependant, le 22, il se leva et put uriner seul. Cet état a depuis lors continué; la prostate était beaucoup moins grosse qu'au moment de l'entrée et à la sortie du malade, le 29 avril, il urinait seul et vidait sa vessie à 80 gr. près. Les urines, très troubles avant l'opération, étaient devenues claires.

OBSERVATION 48 (Inédite). — *Ligature et résection des canaux déférents.* — Observation due à l'obligeance de notre maître, M. ROUTIER.

Marie G..., 71 ans, entre, vers le milieu de septembre 1895, dans mon service de l'hôpital Necker. N'a dans son passé que des symptômes vésicaux de peu d'importance. Depuis cinq mois, a été pris d'envies très fréquentes d'uriner, aussi bien le jour que la nuit; a de l'incontinence nocturne d'urine. Par le toucher rectal, on constate une prostate ayant à peu près le volume d'une demi-orange, ne paraissant pas sclérosée, mais donnant en plusieurs de ses points la sensation d'un corps mou. Le cathétérisme est indispensable.

Le 25 septembre, je pratique la ligature des canaux déférents à la soie fine; résection de 2 centim. environ entre les ligatures. Deux points de suture aux crins de Florence.

Fait remarquable, dès le lendemain de l'opération, le malade ne perdait plus ses urines; je le fis sonder néanmoins deux fois par jour, et garder le lit jusqu'au 4 octobre. Ce jour-là, j'enlevai les points de suture, le malade se leva et put uriner sans le secours de la sonde.

Le 7. Il ne conservait plus que 60 gr. de résidu dans le bas-fond vésical.

Le 14. Il quitta l'hôpital, urinant spontanément, ayant une prostate très diminuée de volume. Cet état s'est continué, paraît-il, depuis lors.

OBSERVATION 49 (inédite). — *Ligature et résection des deux canaux déférents.*
— Observation due à l'obligeance de notre maître, M. ROUTIER.

Charles Lef..., 66 ans, entrait dans mon service de l'hôpital Necker, le 27 septembre 1895, pour une rétention d'urine d'origine prostatique, compliquée d'incontinence par regorgement. Bien qu'ayant déjà depuis plusieurs années des symptômes vésicaux, ce n'est que depuis six mois qu'il a éprouvé une recrudescence dans ses envies d'uriner qui sont devenues de plus en plus fréquentes ; il éprouva également des douleurs vives, notamment au périnée quand il s'assied. Bien que très fréquentes, les mictions sont peu abondantes et nécessitent chaque fois un effort considérable.

Il y a trois semaines, avait été pris d'une attaque de rétention aiguë, qui l'avait amené vers la fin d'août à la consultation de Necker ; on le sonda. Depuis cette époque, il ne peut plus uriner sans le secours du cathétérisme et a de l'incontinence par regorgement.

Par le toucher rectal, on trouve une prostate remontant très haut, très scléreuse, et parsemée de petits noyaux aussi durs que des fibromes. Les testicules sont extrèmement volumineux.

Le 5 octobre, je pratiquai la ligature et la résection des deux canaux déférents ; les suites en furent des plus régulières, mais il n'y eut à constater aucune amélioration dans les symptômes fonctionnels, si ce n'est une légère diminution des envies d'uriner ; à sa sortie, 15 jours après, on était encore obligé de le sonder ; la prostate semblait moins grosse, mais d'une façon peu considérable ; quant aux testicules, ils n'avaient pas diminué de volume.

OBSERVATION 50 (inédite). — *Calcul vésical et hypertrophie de la prostate, Cystostomie sus-pubienne. Résection bilatérale des canaux déférents.*
(M. REYNIER.)

Le nommé C. B..., âgé de 65 ans, entrait le 11 octobre 1895 à l'hôpital Lariboisière, dans le service de notre maître M. Reynier. Depuis plus de 15 ans, il était atteint de troubles urinaires paraissant se relier à la présence d'une prostate volumineuse et qui, progressivement, avaient donné lieu à des douleurs analogues à celles qui motivèrent l'entrée du malade à l'hôpital.

Il y a 6 ans seulement que les signes du prostatisme ont atteint une violente intensité ; et bien qu'on relève dans le passé du malade une crise de rétention aiguë et complète, des complications de ce genre n'avaient pas reparu jusqu'en 1890. A partir de cette époque, les mictions sont devenues de plus en plus fréquentes, surtout la nuit ; elles nécessitent fréquemment le cathétérisme, et les mictions spontanées ne donnent issue qu'à une urine peu abondante, sale, d'odeur ammoniacale, de couleur rougeâtre. Les efforts nécessités par les envies d'uriner sont presque continus, et les douleurs atteignent un paroxysme, au moment des mictions. De temps en temps, se montrent des uréthrorrhagies.

Par le toucher rectal, on sent une prostate très grosse, de consistance moyenne, se laissant déprimer assez facilement par le doigt, mais en remontant très haut.

Le cathéter pénètre difficilement, décèle une longueur de l'urèthre assez considérable.

Le malade est cathétérisé tous les jours deux à trois fois; on lui fait des lavages vésicaux ; on lui place la sonde à demeure ; rien n'y fit et les symptômes restaient les mêmes un mois et demi après l'institution du cathétérisme. Le malade ayant de la tendance à faire de temps en temps des poussées fébriles, l'urine étant toujours aussi sale, et d'odeur aussi fétide, M. Reynier lui proposa la cystostomie sus-pubienne qu'il accepta. Cette opération fut faite le 26 novembre, en présence et avec l'aide de notre maître M. Leguéu. La cystostomie elle-même ne présenta rien de particulier; mais en explorant la cavité vésicale, M. Reynier fut surpris de rencontrer au niveau du bas-fond, un calcul ovale, volumineux, qui était complètement enchâtonné dans une loge dont les bords le protégeaient. L'extraction de ce calcul fut particulièrement pénible; les doigts ne parvenant pas à l'enlever, on fut obligé d'avoir recours à une pince broyante, qui n'en brisa que des morceaux. Finalement, M. Leguéu introduisit un doigt dans le rectum, exerça une pression à travers les parois rectales, au niveau de la région prostatique et énucléa de cette façon le calcul qu'on put enlever. Le toucher intra-vésical avait permis de constater la saillie énorme que faisait la prostate uniformément développée, et derrière laquelle existait un bas-fond considérable.

La cystostomie terminée, on plaça dans la fistule des tubes Guyon-Périer et une sonde dans l'urèthre.

Le malade ne fut nullement soulagé après son opération ; les douleurs restaient les mêmes, mais étaient moins fréquentes; l'urine conservait ses caractères précédents, et, une petite poussée fébrile étant survenue vers les premiers jours de janvier, M. Reynier, persuadé que tous ces symptômes tenaient à l'hypertrophie plus qu'à une cystite vraie, d'origine calculeuse, résolut de faire la résection des canaux déférents ; la plaie hypogastrique était alors à peu près fermée.

Opération avec anesthésie cocaïnique le 3 janvier 1896. Aucun résultat le premier, ni le second jour qui suivirent ; on dut cathétériser le malade aussi fréquemment; mais, dans l'après-midi du troisième jour, le malade put garder son urine pendant quatre heures consécutives; à partir de ce jour, l'amélioration s'installa : les mictions devinrent moins fréquentes, le cathéter passait très facilement, les efforts avaient disparu, et, à la sortie du malade, le 11 janvier, la prostate était diminuée de moitié.

OBSERVATION 51. — *Résection des canaux déférents.* — NICOLICH. *Rivista medica di scienze mediche* (fasc. 6, 1896).

Observation que nous n'avons pu nous procurer, dans laquelle il s'agit d'un prostatique ancien, qui aurait, d'après les renseignements que nous avons recueillis, retiré d'excellents résultats d'une ligature déférentielle bilatérale, avec résection.

OBSERVATION 52 (inédite). — *Résection des deux canaux déférents.* — Due à l'obligeance de notre maître, M. REYNIER.

Le 4 avril 1896, j'étais appelé auprès de M. X..., 72 ans, qui avait une rétention complète d'urine depuis vingt-quatre heures, rétention survenue dans les circonstances suivantes :

Depuis plus de trois ans, le malade urinait fréquemment la nuit ; ses urines sentaient mauvais, et, à plusieurs reprises, il avait pissé du sang. Homme très énergique, il ne s'en était pas autrement préoccupé, lorsqu'il y a huit jours, il fut obligé de s'aliter, à cause de phénomènes de parésie intestinale, amenant une véritable obstruction, contre laquelle, pendant huit jours, les purgatifs employés par son médecin avaient échoué. Lorsque je le vis, je constatai que la vessie, très distendue, remontait jusqu'à l'ombilic. Le toucher rectal faisait constater une prostate extrêmement dure, d'une consistance ligneuse, très volumineuse et que le doigt ne dépassait qu'avec peine. Après m'être assuré que le canal était perméable, j'essayai de faire le cathétérisme avec une sonde de Nélaton inutilement. J'essayai une sonde à béquille, qui ne put pas passer ; enfin, j'essayai la sonde à béquille avec le mandrin qu'on retire pendant qu'on pousse la sonde, donnant ainsi une grande courbure, sans plus de succès. Dans ces manœuvres, bien que je fusse bien sûr de moi, il se produisit un écoulement de sang, venant évidemment de la région sphinctérienne, où siégeait l'obstacle à l'introduction.

Ne voulant pas continuer ces tentatives, je ponctionnai le malade, et évacuai sa vessie. L'urine qui s'écoula était sanglante et horriblement fétide. Le lendemain, nouvelle tentative inutile pour passer, et nouvelles ponctions répétées deux fois dans la journée.

Le surlendemain, pendant deux heures, j'essaie inutilement de passer, en modifiant les courbures des sondes, en utilisant toutes les formes et tous les numéros de sondes. Enfin, le quatrième jour, avec une sonde d'étain creuse, ayant la forme d'un béniqué, je réussis à pénétrer dans la vessie de la façon suivante :

Pendant plus d'un quart d'heure, je maintins contre le col vésical la sonde, appuyant légèrement. Tout d'un coup, elle passa, et j'eus la sensation bien nette que j'avais profité du moment où le spasme avait cessé. Je laissai la sonde en étain à demeure et la remplaçai par une sonde à béquille à grande courbure. Par cette sonde, je fis des lavages vésicaux.

Pendant tout le temps, le malade n'eut de fièvre à aucun moment, j'avais d'ailleurs multiplié les précautions d'asepsie. A cause de la difficulté de passer la sonde toutes les fois qu'on était obligé de la changer, je laissai le cathéter à demeure. Sous cette influence, les urines redevinrent belles. Au bout de huit jours, les mêmes difficultés de cathétérisme persistant, je proposai au malade la résection des canaux déférents, dans la pensée de faire diminuer la prostate et de rendre le cathétérisme plus facile, bien que la dureté de l'organe me fit avoir des doutes sur le résultat, avis auquel se rangea mon interne, M. Floersheim, qui avait touché le malade. Le 17 avril, avec son aide, nous faisions la section des deux canaux déférents.

Cette opération fut compliquée par la présence de deux grosses hernies scrotales surtout prononcée et irréductible à droite. Du côté gauche, facilement, avec anesthésie à la cocaïne, nous trouvâmes le canal déférent. Du côté droit, il fut plus difficile de le découvrir, et c'est dans la paroi du sac herniaire que nous réussîmes à l'isoler, caché qu'il était dans un repli du sac. Du côté gauche, nous fîmes la section du canal et d'un nerf qui le côtoyait, et qui était probablement le nerf spermatique interne. Du côté droit, je pense n'avoir fait la section que du canal déférent.

Les suites du côté de la plaie furent simples. Mais dès le lendemain de l'opération, cet homme qui avait de l'eczéma très accusé de la cuisse, d'origine urinaire, qui présentait d'énormes varices, qui avait été atteint autrefois d'une phlébite antérieure, fut pris d'accidents du même genre, amenés sans doute par les antiseptiques ayant irrité une surface déjà infectée et érythémateuse. Il se déclara une phlébite des veines saphènes et des veines de la face interne de la jambe, laquelle provoqua des accès de fièvre, jusqu'à 39°.

Au bout d'un mois, il était guéri toutefois de cette phlébite et reprenait ses occupations, mais sans avoir pu jamais se passer du cathétérisme. La prostate, trois semaines après, n'avait nullement changé de volume, si ce n'est dans sa moitié latérale gauche, où une légère diminution de volume était apparue.

Je l'ai revu depuis, le 16 juin, deux mois après la résection des canaux déférents; il n'a pas encore pu uriner sans sonde; mais celle-ci passe facilement; le malade se sonde lui-même; et, bien que les mictions soient à peine moins fréquentes, tous les autres signes sont restés ce qu'ils étaient auparavant, et les urines sont toujours sales et d'odeur fétide. Il se peut que les légères modifications survenues soient simplement le fait du cathétérisme et de la sonde à demeure.

OBSERVATION 53 (personnelle). — *Résection des deux canaux déférents.*

Jean Z.., 72 ans, serrurier, entre à l'hôpital Lariboisière, dans le service de notre maître, M. le docteur Reynier, le 18 janvier 1896. Deux jours avant son entrée, il avait été atteint de rétention aiguë, avec impossibilité complète de la miction, douleurs extrêmement vives, spasmes du col de la vessie; il fut sondé à l'hôpital de la Pitié; le cathétérisme fut, paraît-il, très difficile et s'accompagna d'une uréthrorrhagie abondante. La difficulté de la miction continuant, le malade n'urinant que goutte à goutte, et ne pouvant arriver à se sonder lui-même que très difficilement, il se décide à entrer à l'hôpital.

Rien d'intéressant à signaler dans ses antécédents personnels. A l'âge de 25 ans, il eut une blennorrhagie, qui guérit parfaitement au bout de 2 mois et demi. — Coliques de plomb, qui paraissent avoir donné lieu à de la néphrite saturnine, car, il y a un an et demi environ, il entrait à l'hospice de Saint-Denis, avec un peu d'œdème malléolaire et de l'albumine dans les urines ; du reste, il présente au niveau du cœur un bruit de galop et les artères sont dures, complications fréquentes du saturnisme. On le mit, à l'hôpital de Saint-Denis, au régime lacté absolu ; il en sortit complétement guéri.

Il y 6 ans, commencèrent les troubles urinaires ; il s'aperçut à cette époque qu'il avait des envies d'uriner plus fréquentes qu'autrefois, que le jet paraissait être moins fort, et qu'à chaque miction, la quantité d'urine émise n'était guère en rapport avec les efforts qu'il était obligé de faire. Les symptômes de début s'accompagnaient de sensations de brûlures dans l'urèthre, de fourmillements dans les jambes, de poussées congestives du côté de la face. A partir de ce moment les signes de prostatisme ne firent que s'accroître ; les mictions nécessitaient des efforts extrêmement violents, et de temps en temps apparaissaient des crises de rétention qui obligèrent le malade à avoir recours presque continuellement au cathétérisme.

A son entrée, l'état du malade est le suivant : les mictions se reproduisent tous les trois quarts d'heure environ et ne donnent issue qu'à une quantité d'urine peu abondante ; urine claire, peu d'albumine. Efforts violents, congestion de la face. Incontinence par regorgement.

Nous le cathétérisons le 20 janvier après une miction avec la sonde de Nélaton, et nous trouvons qu'il reste encore dans la vessie une quantité d'urine que nous évaluons approximativement à 300 gram. La longueur de l'urèthre était considérable et nous étions obligé d'enfoncer la sonde presque jusqu'à son pavillon, avant que l'urine ne s'écoulât.

La prostate, par le toucher rectal, nous paraît extrêmement volumineuse, et nous n'arrivons à atteindre son niveau supérieur qu'en priant un externe du service d'exercer une pression sur notre coude, pour augmenter l'introduction de la main. Elle est dure, mais d'une façon irrégulière, et présente des points élastiques, surtout au niveau du lobe gauche, qui est le plus hypertrophié ; elle bombe manifestement du côté du rectum. Notre maître M. Reynier pratique le toucher et se range à notre avis.

Le malade fut cathétérisé quatre fois par jour ; la nuit, il se sondait lui-même ; on fit des lavages vésicaux ; on plaça quelque temps la sonde à demeure. Rien n'y fit et les troubles urinaires ne se modifièrent en aucune façon. Aussi proposa-t-on au malade la résection des canaux déférents, en lui expliquant ce qu'était l'opération, qu'il accepta avec enthousiasme.

Nous fîmes l'opération le 12 février 1896, grâce à l'obligeance extrême de notre maître Reynier, qui voulut bien nous servir d'aide. Anesthésie à la cocaïne au 1/50e. Incision de 3 centimètres ; le canal déférent est découvert de suite, isolé soigneusement de toutes connexions, vasculaires ou nerveuses ; deux ligatures à la soie, à 3 centimètres environ l'une de l'autre, et résection par deux coups de ciseaux de la partie intermédiaire.

Le cathétérisme fut pratiqué encore trois fois le jour de l'opération ; mais, le soir, le malade émit spontanément une quantité assez grande d'urine, et, le lendemain matin, à la visite, il nous accueillit en accusant une amélioration sensible et en nous disant que « depuis vingt ans, il ne s'était pas senti aussi soulagé ». Il avait dormi, en effet, presque toute la nuit et n'avait été obligé de se sonder qu'à minuit et quatre heures du matin.

Le 13. Le lendemain, fréquence des mictions comme auparavant; on sonde six fois le malade dans la journée; de même, la nuit fut moins bonne.

Le 14. Disparition de l'incontinence; le malade a uriné spontanément dans la journée et n'a été cathétérisé que deux fois. Nous pratiquons le toucher rectal, mais il ne nous semble pas qu'il y ait encore de modifications.

Le 19. Enlèvement des crins; plaie cicatrisée. Le malade n'est sondé qu'une fois par jour; nous introduisons la sonde de Nélaton et nous sommes étonné de la facilité avec laquelle elle passe. La longueur de l'urèthre a diminué, car le pavillon de la sonde est à 8 centim. du méat lorsque s'écoulent les premières gouttes d'urine.

10 mars. Le malade quitte l'hôpital, enchanté du résultat de l'opération; la prostate que nous avons touchée la veille est diminuée de près de moitié et nous arrivons aisément à sentir sa base.

OBSERVATION 54 (Personnelle). — *Résection unilatérale d'un canal déférent*

René S..., 54 ans, maître d'hôtel, entre le 13 mars 1896 dans le service de notre maître, M. le Dʳ Reynier, à l'hôpital Lariboisière. Il se plaint d'avoir des envies fréquentes d'uriner, qui l'obligent, la nuit surtout, à se lever toutes les heures et demie environ, et d'avoir également de l'incontinence.

Antécédents urinaires nuls. Il y a un an et demi que commencèrent les premiers troubles, consistant en fréquence des mictions, qui s'accrurent progressivement en douleurs vives et en efforts de plus en plus considérables au moment de l'émission du jet. En juillet 1895, le malade a été pris par une crise de rétention aiguë complète, la seule qu'il ait jamais eue; un médecin appelé sonda le malade assez facilement.

A partir de cette époque, l'état général du malade empira; la fréquence très grande des mictions, les douleurs, les efforts qu'il était obligé de faire pour uriner lui donnèrent un peu de mélancolie. Bien que le malade pût uriner spontanément, il était obligé de se sonder deux à trois fois par jour.

A son entrée, nous trouvons une prostate hypertrophiée, surtout à gauche; le lobe de ce côté est très volumineux, mais très mou; à droite, la prostate semble plus grosse que normalement, mais est plutôt aplatie qu'en relief. On sent très nettement un sillon séparant les deux lobes latéraux. Le bec du cathéter se dévie à droite. Les urines sont claires, ne contiennent ni sang, ni pus. L'état général du malade est bon, malgré une anorexie complète. Testicules normaux.

Étant donné le développement unilatéral de la prostate, nous sommes autorisé par notre maître, M. Reynier, à pratiquer la résection du canal déférent gauche.

Opération, le 21 mars 1896. — Découverte facile du canal déférent, qui nous semble beaucoup plus volumineux qu'à l'état normal; isolement du canal; doubles ligatures à la soie, avec un intervalle de 3 centim., en ayant soin de ne lier que le canal. Résection de la partie intermédiaire.

Le soir de l'opération, le malade remarque qu'il urine mieux qu'auparavant; mais les douleurs sont aussi vives.

Le 24. Le cathétérisme est toujours nécessaire deux fois par jour.

Le 29. Pas de modifications.

15 avril. Le malade demande à quitter l'hôpital; nous touchons la prostate, dont le volume est resté le même qu'avant l'opération. Les troubles fonctionnels n'ont pas varié non plus. Résultat entièrement négatif. Pas de modification de volume des testicules (1).

OBSERVATION 5⁴. — *Résection des deux canaux déférents.* — GROSS. *Revue médicale de l'Est* (séance du 12 février 1896 de la *Société de médecine de Nancy*).

Observation sur laquelle M. Gross ne donne aucun détail, et où il dit qu'il a pratiqué les résections des canaux déférents chez un vieillard de 72 ans, sans soulagement pour son malade.

OBSERVATION 5⁵. — *Résection au thermo-cautère des deux canaux déférents.* ENGLISH. *Société clinique des médecins de Vienne*, séance du 17 janvier 1896.

Homme de 65 ans, qui depuis plusieurs années souffrait violemment au moment des mictions. Depuis huit jours, rétention complète; on fut obligé de la cathétériser.

Opération : Mise à nu des deux canaux déférents. Résection au thermo-cautère d'une étendue de deux centimètres de chaque canal. Sutures de la peau. Suites sans fièvre, ni réaction à l'exception d'une induration qui se montra au niveau des extrémités réséquées. Au huitième jour, miction volontaire : au douzième jour, toute l'urine est émise spontanément. Au lieu d'uriner vingt-sept fois en vingt-quatre heures, le malade n'urine plus que onze fois. Urines claires; albumine existant précédemment, disparue. Tandis qu'avant l'opération, quelques gouttes d'urine seulement étaient émises avec une extrême difficulté la miction se fait maintenant facilement, sans douleur.

L'amélioration a continué. La prostate est manifestement plus petite.

(1) Nous avons revu, le 21 juillet dernier, le malade qui fait le sujet de cette observation. Son état est considérablement amélioré; il n'urine que deux à trois fois par jour et spontanément. Il s'agit donc d'un résultat éloigné des plus favorables, car la prostate elle-même a diminué de volume; cette observation heureuse de *résection unilatérale* des canaux déférents a son importance et nous avons cru bon d'en parler dans cette note additionnelle.

Notre travail était déjà imprimé, lorsque parut l'observation très importante qui suit, mais qui ne figure pas dans notre tableau synoptique, ni dans notre statistique :

OBSERVATION 57. — *Résection des canaux déférents. Guérison.* — ZUCKERKANDL. *Wien. klin. Rundschau*, 4 juillet 1896.

Homme de 70 ans, qui se plaint depuis plusieurs années de troubles urinaires. A la suite fut constaté un calcul vésical, disparu grâce à la lithotritie. Depuis quelques mois, intervalles de repos diminués, surtout la nuit. Envies d'uriner, toutes les heures ou demies heures. Douleurs provoquées par les mouvements diminuées depuis l'opération. Dysurie progressive et en août de l'an dernier, rétention complète. Le malade était alors chez lui ; les essais de cathétérisme, fait par des médecins expérimentés, échouèrent, et l'on fit la ponction sus-pubienne, après laquelle, on établit une fistule hypogastrique. Quelques semaines après, je vis le malade pour la première fois. Il y avait alors une rétention incomplète et le malade pouvait émettre quelques gouttes par l'urèthre. La prostate était du volume d'un œuf de poule, régulière. On ne pouvait par le canal, introduire ni une sonde rigide, ni une sonde molle ou de Mercier, de sorte que je fus obligé de conserver la fistule. Urine trouble, alcaline, très sédimenteuse et albumineuse. Pas de polyurie. Grâce à un traitement minutieux, des soins locaux, l'état général du malade s'améliora, si bien qu'au bout de peu de temps, il retourna chez lui, avec une fistule fonctionnant bien. Au cours de l'hiver, l'urine redevint albumineuse, l'état de santé empira, et deux fois par semaine apparurent des frissons (fièvre urineuse aiguë du second type de Guyon). En même temps, troubles digestifs, perte de l'appétit, constipation opiniâtre.

Il y eut ceci de remarquable, qu'au cours de l'hiver, l'évacuation de l'urine par l'urèthre parut se faire si bien que le malade réclamait instamment la suppression de sa fistule, qu'il regardait comme superflue. Cette année, en avril, je le revis ; il était amaigri et jaune pâle. L'urine s'écoulait par le canal, en jet mince et en quantité insuffisante. L'urine résiduelle évacuée par la fistule était toujours de quantité égale, après une miction complète. Urine alcaline, très albumineuse. Prostate très grosse, comme un œuf de poule. Par un traitement approprié, des lavages boriqués de la vessie, la fièvre tomba et l'urine s'améliora un peu. Le résidu vésical était toujours le même.

Le malade désirait ardemment être débarrassé de sa fistule ; en songeant à l'imperméabilité du canal, à la contractilité vésicale insuffisante et ne variant pas, on ne pouvait pas penser *a priori* à supprimer la fistule et l'on en fit voir au malade les dangers.

Mon intention, par l'excision des canaux déférents, était de chercher une diminution éventuelle de la prostate, de rétablir la possibilité de cathétérisme et de supprimer la fistule.

Le 16 avril, sous chloroforme, je fis la résection d'environ 3 centim. de canal déférent. Je fis la chloroformisation, à cause de la présence d'une volumineuse hernie scrotale droite, qui pouvait me rendre difficile la recherche du canal déférent. Cette recherche se fit bien ; les plaies furent suturées. Le cathéter, qui était dans la fistule sus-pubienne, fut maintenu.

Le résultat de l'opération fut extraordinairement bon. Déjà, les jours qui suivirent l'opération, le malade commença à uriner avec des efforts insignifiants. Je tins cela pour un effet suggestif de l'opération, mais dans la suite, je fus d'un autre avis. Car, lorsque cinq jours après l'opération, je mesurai le résidu urinaire, il n'était plus que de quelques grammes. Les jours suivants, le malade pouvait expulser spontanément par l'urèthre, toute l'urine contenue dans la vessie. Des recherches répétées montrèrent toujours ce même résultat frappant. J'injectai alors le jour suivant, à travers la fistule et dans la vessie évacuée, la petite quantité de 100 gr. d'eau boriquée, et le malade put à l'instant, expulser par le canal environ 100 gr de liquide, mesuré dans un vase. Lorsqu'après des examens répétés, m'apparut la garantie d'une contractilité vésicale suffisante, et que le canal fût devenu perméable à un cathéter coudé, je pus enlever le cathéter qui était dans la fistule, le 1ᵉʳ mai, environ quinze jours après l'opération. La fistule se rétrécit en peu de jours, si bien qu'il n'en sortit plus une goutte.

Lorsque huit jours plus tard, après sa rentrée chez lui, le malade se présenta à moi, la fistule sus-pubienne était fermée ; la prostate était diminuée d'une façon étonnante, le tiers environ de son volume primitif. La vessie pouvait, sans difficulté, expulser jusqu'aux dernières gouttes. L'urine était acide, presque claire, et contenait un dépôt insignifiant, nuageux. Bref, il y avait tous les signes d'une guérison complète.

Tableau des ligatures et des résections des canaux déférents pratiquées pour hypertrophie de la prostate.

N°	CONDITIONS DANS LESQUELLES SE PRÉSENTAIENT LES MALADES	OPÉRATEUR — DATE DE L'OPÉRATION	AGE	PROCÉDÉ OPÉRATOIRE	RÉSULTATS
1	Hypertrophie prostatique très ancienne ; signes de rétention croissante ; douleurs ; difficultés de la miction. Pas de cathétérisme signalé.	HARRISON (1890).....	»	Section bilatérale sous-cutanée, à quelques jours d'intervalle.	Amélioration considérable de l'état de santé. Malade revu six à sept ans plus tard, très bien portant. Pas d'autres détails.
2	Rétention d'urine (observation simplement mentionnée par White).	HAYNES (189...)......	»	»	Résultat négatif.
3	Hypertrophie prostatique ; troubles graves de la miction.	ISNARDI (1894)......	»	Ligature bilatérale.	Amélioration rapide et manifeste. Mort de cancer viscéral, deux mois après l'opération.
4	Prostatisme datant d'un an. Incontinence ; rétention. Cathétérisme inefficace. Testicule gauche atrophié à la suite d'une orchite blennorrhagique. Lobe gauche de la prostate atrophié ; lobe droit hypertrophié.	ISNARDI (1er mai 1895).	72	Ligature et résection du canal déférent droit, *en comprenant dans la ligature un gros vaisseau qui l'accompagnait*.	Amélioration survenue seulement le douzième jour ; au bout d'un mois disparition de l'incontinence. Depuis lors, miction spontanée ; plus de douleurs ; caractères normaux de l'urine. Atrophie de la prostate. *Tout le testicule est diminué de volume.*
5	Prostatique ; mictions fréquentes ; cathétérisme nécessaire très souvent et s'accompagnant d'uréthrorrhagies. Prostate grosse et molle, surtout à droite.	GUYON (11 juillet 1895).	»	Résection des deux canaux déférents.	Miction moins fréquente au bout de peu de jours ; cathétérisme plus facile. Prostate diminuée de volume.
6	Vieux rétentionniste. Cathétérisme difficile. Mictions très fréquentes. *Prostate volumineuse et résistante.*	GUYON (1895)........	»	Résection des deux canaux déférents.	Mictions diminuent rapidement de fréquence. Cathétérisme seulement toutes les cinq ou six heures. *Prostate peu diminuée de volume.*
7	Rétention complète datant de un mois. Gonflement épididymaire à gauche. Cathétérisme nécessaire. Prostate moyenne et ferme.	LEGUEU (1895)......	70	Résection des deux canaux déférents.	Un mois après, malade urine seul. Cathétérisme tous les dix jours. Gonflement épididymaire disparu.
8	[Rétention] d'urine ayant donné lieu à plusieurs fausses routes ; cathétérisme très difficile. Cystostomie sus-pubienne et cathétérisme rétrograde. Prostate très grosse, tendue, très congestionnée, diminue peu après la cystotomie. De plus, sonde à demeure nécessaire. Pour ces motifs, on propose au malade une autre intervention.	ROUTIER (août 1895).	64	Ligature et résection du canal déférent des deux côtés.	[...] sonde. Revu en octobre 1895, en parfaite santé ; puis de nouveau le 24 mai 1896. N'a plus besoin du cathétérisme. Prostate très diminuée de volume.
9	Prostatisme datant de trois ans ; de temps en temps, attaques de rétention. Cathétérisme toujours nécessaire. Fréquence des mictions, surtout la nuit ; jet faible. A son entrée à l'hôpital, impossibilité d'uriner. Le cathétérisme retire du pus et du sang. Prostate très grosse, surtout à droite. Malade ayant eu en juillet 1895 une attaque de congestion cérébrale.	GUELLIOT (16 octobre 1895).	74	Ligature et résection bilatérale des canaux déférents.	Le lendemain, le malade commence à uriner seul et volontairement. Cathétérisme continué néanmoins ; urine résiduelle diminue de quantité. Six jours après l'opération, le cathétérisme n'est plus nécessaire ; mais quatre jours plus tard, le malade est pris d'accidents cérébraux congestifs dont il avait déjà été atteint autrefois et meurt le 6 novembre.
10	Hypertrophie de la prostate. Mictions fréquentes. Nécessité du cathétérisme trois à quatre fois par jour.	MUGNAI (1er août 1895).	69	Résection des deux canaux déférents au niveau de leur portion funiculaire.	Résultat négatif, bien que le malade se sente soulagé.
11	Affection datant de quinze ans, mais plus accentuée depuis deux ans. Mictions fréquentes ; grands efforts ; faiblesse et intermittence du jet. Urines sanguinolentes. N'a jamais été sondé. Hypertrophie considérable de la prostate, uniformément atteinte, et dont on sent à peine la base. Augmentation notable de longueur de l'urèthre.	CHALOT (28 février 1895).	64	Résection des deux canaux déférents, à égale distance du pli fémoral et de la racine de la verge ; section probable d'un vaisseau.	Résultat retardé par une broncho-pneumonie. A sa sortie, le malade avait des mictions moins fréquentes (3 avril) et se trouvait très soulagé du côté de sa vessie. Depuis lors, excellent état de santé ; mictions à peu près normales ; urines claires. Prostate diminuée de moitié. Testicules paraissent à peine atrophiés. *Puissance génitale, coït, éjaculation conservés.*
12	Mictions fréquentes datant de huit ans ; attaque de rétention il y a cinq ans ; nouvelles attaques depuis ; incontinence ; sensations impérieuses d'uriner. A son entrée, impossibilité complète de la miction. Cathétérisme prolongé sans amélioration. Dépôts muco-purulents, sanguinolents, albumineux dans l'urine. Prostate volumineuse ; dimensions d'une boule de billard. Étroitesse du méat, qui fut incisé, sans amélioration pour le malade.	TILDEN BROWN (10 juillet 1895).	70	Double ligature des canaux déférents. Pas de résection. Opération à la cocaïne à 4 0/0.	Le cathétérisme fut pratiqué encore sept jours après l'opération. Le huitième jour, émission volontaire de quelques gouttes d'urine. Diminution progressive de la quantité d'urine résiduelle. Diminution des troubles vésicaux, prolongement des intervalles de la miction. Le cathéter n'est utile qu'une seule fois par jour. Longueur de l'urèthre diminuée. Prostate très atrophiée.

N°	CONDITIONS DANS LESQUELLES SE PRÉSENTAIENT LES MALADES	OPÉRATEUR — DATE DE L'OPÉRATION	AGE	PROCÉDÉ OPÉRATOIRE	RÉSULTATS
13	Douleurs au moment des mictions; efforts considérables pour uriner; augmentation de volume portant surtout sur le lobe médian de la prostate, qui est dure.	KING (1895).........	65	Résection de 2 cent. 1/2 de chaque canal déférent.	Disparition des douleurs et des efforts. Amélioration de la santé générale. Pas de détails sur l'état de la prostate.
14	Dysurie datant de trois ans. Depuis dix-huit mois, écoulement continu et involontaire d'urine. Prostate du volume d'une pomme. Distension vésicale considérable.	ISNARDI (15 juin 1895)	68	Double résection des canaux déférents par le procédé de l'auteur.	Amélioration commence quinze jours après l'opération. Incontinence disparue; malade urine volontairement toutes les heures d'abord, toutes les quatre heures plus tard. Augmentation de force du jet. Atrophie de la prostate. Meurt de marasme trois mois après l'opération, qui a donné de bons résultats.
15	Dysurie datant de huit ans. Cathétérisme toujours nécessaire, donne lieu à des fausses routes et des hémorrhagies. Fièvre uro-septique. Volumineuse hernie double, irréductible à droite.	ISNARDI (1895)........	71	Double résection des canaux déférents; difficile, à cause des hernies.	Urine spontanément le premier jour de l'opération; 160 gr. de résidu. Au neuvième jour, le résidu n'est plus que de 25 gr. Plus de fièvre. Plus de cathétérisme, ni de douleurs. N'urine que trois à quatre fois par jour.
16	Prostatisme datant de plusieurs années. Depuis quatre jours, ne peut uriner. Le bec du cathéter dévie à gauche, en entrant dans la vessie. Varicocèle à gauche; *testicule gauche atrophié. Lobe prostatique correspondant atrophié* également; hypertrophie du lobe droit. Etat général grave, comateux, facies hippocratique.	ISNARDI (1895).......	69	Ligature et résection du canal déférent droit.	Sept jours après l'opération, on peut introduire facilement le cathéter ordinaire qu'il était impossible de faire passer auparavant. L'état général du malade change; il arrive à quitter son lit. Mort quatre jours après, c'est-à-dire onze jours après l'opération. Pas d'autopsie.
17	Dysurie depuis sept ans, puis ischurie absolue. Cathétérisme toujours nécessaire, très difficile et donnant lieu à des hémorrhagies et de la fièvre.	ISNARDI (25 août 1895)	80	Résection des deux canaux déférents.	Dès le lendemain, miction spontanée. Les intervalles des mictions s'allongent. Disparition des douleurs. Amélioration de l'état général.
18	Troubles graves de la miction datant de deux ans. Malade nerveux; spasmes du sphincter anal; hémorrhoïdes, cystite. Cathétérisme obligatoire; spasme du col de la vessie; idées de suicide.	ISNARDI (21 juillet 1895).	55	Résection des deux canaux déférents.	Urine deux fois fois spontanément quatre jours après l'opération, ce qu'il n'était pas arrivé à faire depuis de longues années. Se suicide le 30 juillet.
19	Prostatisme très ancien. Cathétérisme obligatoire et difficile. Hémorrhagies; fausses routes; cystite purulente, néphrite. Prostate du volume d'un œuf de poule. Cardiopathie grave. Hernie scrotale gauche.	ISNARDI (22 octobre 1895).	64	Résection des deux canaux déférents. Opération très laborieuse à gauche, à cause de la hernie.	Le malade urine seul dès le premier jour. Mictions diminuent de fréquence. Disparition du pus des urines vingt-quatre heures après l'opération. Résidu vésical insignifiant. Mort subite d'origine cardiaque le 27 octobre.
20	Ischurie datant d'un mois. Cathétérisme prolongé sans résultat. Urines purulentes. « Prostatique sans prostate grosse. »	ISNARDI (1895)......	70	Résection des deux canaux déférents.	Urine spontanément deux jours après l'opération, mais cathétérisme encore nécessaire. Cinq jours après, n'a plus besoin de la sonde; les mictions sont encore fréquentes.
21	Prostatisme ancien. Mictions tous les quarts d'heure. Douleurs. Vie insupportable. Prostate de moyen volume.	ISNARDI (1895)......	65	Résection des deux canaux déférents.	Diminution rapide de la fréquence des mictions; disparition des douleurs. Retour à la fonction normale.
22	Prostatisme datant de loin. Usage fréquent de la sonde. Cystite purulente et pyélonéphrite. Cathétérisme difficile, douloureux. Marasme; morphinomanie. Prostate de moyen volume.	ISNARDI (27 octobre 1895).	76	Résection des deux canaux déférents.	Le jour même de l'opération, cessation subite des douleurs et émission d'une grande quantité d'urine purulente. Le pus disparaît, puis reparaît, et le malade meurt le 9 novembre à la suite de sa pyélo-néphrite.
23	Depuis 5 ans, ischurie complète; cystite; cathétérisme nécessaire toutes les demi-heures.	ISNARDI (26 juillet 1895).	71	Résection des deux canaux déférents.	Résultat finalement négatif, malgré quelques modifications heureuses qui ne furent que transitoires.
24	Incontinence datant de deux ans. Prostate volumineuse, surtout à gauche.	ISNARDI (19 octobre 1895).	82	Résection des deux canaux déférents.	Cessation dès le lendemain de l'incontinence diurne d'abord, puis nocturne. Meurt d'apoplexie un mois après l'opération.
25	Dysurie ancienne; regorgement; distension vésicale. Cathétérisme et lavages vésicaux sans résultats. Prostate très grosse, surtout à droite.	ISNARDI (15 novembre 1895).	82	Résection des deux canaux déférents.	Cathétérisme plus facile dans la journée; miction spontanée dans la nuit qui suivit l'opération. Cathétérisme encore nécessaire, mais très rarement. Urine résiduelle diminuée. Meurt le 26 novembre de marasme sénile (?) Autopsie: vessie à colonnes; prostate du volume d'un œuf de poule.

N°	CONDITIONS DANS LESQUELLES SE PRÉSENTAIENT LES MALADES	OPÉRATEUR — DATE DE L'OPÉRATION	AGE	PROCÉDÉ OPÉRATOIRE	RÉSULTATS
26	Prostatisme datant de cinq ans; envies fréquentes d'uriner; attaques multiples de rétention. Douleurs vives, vésicales et rectales. Prostate très sensible, du volume d'une demi-orange. Cathétérisme difficile.	NEGRETTO (16 août 1895).	71	Résection des deux canaux déférents.	On laisse un cathéter de Nélaton à demeure jusqu'au septième jour. Suites très favorables. Prostate diminuée de volume, ainsi qu'il fut constaté encore trois mois et demi plus tard.
27	Hypertrophie de la prostate datant de douze ans, mais aggravée ces dernières années. Augmentation de volume du lobe moyen. Envies fréquentes d'uriner; muco-pus, etc. Cathétérisme et cautérisation thermo-galvanique inefficaces. Douleurs extrêmement vives; hémorrhagies congestives; mauvais état général.	NEGRETTO (avril 1895)	66	Résection des deux canaux déférents.	Dès le douzième jour, le cathétérisme était moins fréquent et l'état général amélioré; notable diminution de volume de la prostate, constaté au bout d'un mois. La sonde passe plus facilement et le malade peut uriner seul par intervalles. Disparition rapide du sang et du pus. Augmentation de poids.
28	Hypertrophie prostatique ancienne, néphralgies; rétention incomplète d'urine; mauvais état général. Inefficacité du cathétérisme et des lavages vésicaux.	HELFERICH (novembre 1894).	69	Évulsion bilatérale des canaux déférents, sous chloroforme.	Commence à uriner seul le sixième jour, cathétérisme une à deux fois par jour seulement; diminution graduelle du résidu vésical. Amélioration rapide de la santé générale.
29	Hypertrophie prostatique (sans détails).	HELFERICH (1895)...	»	Évulsion bilatérale des canaux déférents.	Mort par pyélo-néphrite suppurée. A l'autopsie, ecchymoses sous-péritonéales à la face postérieure de la vessie et au niveau des vésicules séminales.
30	Hypertrophie de la prostate considérable prise pour une tumeur maligne. Symptômes ordinaires, Cystite. Prostate très volumineuse, surtout à gauche.	HELFERICH (1895)...	»	Excision de 8 à 12 centim. de chaque canal déférent.	Amélioration. La prostate a diminué de volume, à droite d'abord, puis huit jours plus tard, à gauche.
31-37	Nous rangeons ici sept observations de prostatiques, à propos desquels l'auteur ne donne malheureusement pas de détails, et se contente d'enregistrer quelques-uns des résultats.	HELFERICH (1895)...	»	Excision de 8 à 12 centim. de chaque canal déférent.	I⁰ : Pas d'amélioration apparente, mais disparition des troubles fonctionnels. — 2⁰ : Ténesme rectal disparu. — 3⁰ : Diminution de la fréquence des mictions; jet plus fort. — 4⁰ : Cathétérisme plus facile. — 5⁰ : Les autres malades n'ont eu des améliorations de leur état qu'assez longtemps après l'opération.

N°	CONDITIONS DANS LESQUELLES SE PRÉSENTAIENT LES MALADES	OPÉRATEUR — DATE DE L'OPÉRATION	AGE	PROCÉDÉ OPÉRATOIRE	RÉSULTATS
38	Prostatique ancien; incontinence; attaques de rétention fréquentes. Ponction sus-pubienne; sonde à demeure. A la suite, fièvre, langue sèche, mauvais état général. Prostate très volumineuse; ramollie par places, plus dure en plusieurs points.	LAUENSTEIN (1er janvier 1895).	81	Division des deux canaux déférents, puis castration bilatérale.	Le jour de l'opération, le malade urina spontanément. — Mais œdème des bourses et de la verge, due au contact de l'urine; frissons; apparition de symptômes graves qui firent procéder à la castration. Depuis lors, diminution de volume de la prostate; incontinence disparue; miction spontanée.
39	Hypertrophie prostatique ancienne. Envies fréquentes d'uriner, se produisant toutes les deux heures environ. Rétention incomplète, mais le cathétérisme n'était pas nécessaire. Prostate grosse, *surtout lobe gauche.*	HARRISON (décembre 1895).	72	Division sous-cutanée du canal déférent gauche. Anesthésie à l'éther.	Amélioration rapide. Huit jours après l'intervention, était capable de retenir son urine, nuit et jour. Bon état général.
40	Hypertrophie prostatique et calculs vésicaux. Deux lithotrities heureuses, mais les symptômes de prostatisme n'ont pas disparu. Vessie irritable, envies impérieuses d'uriner; fréquence des mictions. Urines sales, Cathétérisme nécessaire. Prostate très volumineuse.	HARRISON (octobre 1895).	63	Division sous-cutanée du canal déférent gauche.	Amélioration rapide; le septième jour, le malade quitte l'hôpital. Cathéter pénètre facilement, sans causer de spasme; disparition de la fréquence des mictions; le malade urine seul aisément. Urines devenues claires. *Prostate et testicules atrophiés.*
41	Prostatisme de vieille date. Multiples attaques de rétention, mictions fréquentes, douleurs vésicales, incontinence. Le cathétérisme fait régulièrement ne produit aucune amélioration. Pas de renseignements sur l'état de la prostate.	VAUTRIN (29 juillet 1895).	62	Résection des deux canaux déférents.	La miction volontaire apparaît le sixième jour; disparition des douleurs le dixième jour. Plus de cathétérisme.
42	Dysurie datant de plusieurs années; douleurs; rétention apparue récemment; fièvre, inappétence, etc. Prostate volumineuse, irrégulière. Cathétérisme obligatoire, avec la sonde à grande courbure de Gély.	VAUTRIN (13 août 1895).	65	Castration à gauche. Résection de 4 à 5 centim. de canal déférent à droite.	Le huitième jour, le malade commence à uriner seul, dans la journée, deux jours après, pendant la nuit. Mictions moins fréquentes. Urines claires. Atrophie de la prostate.
43	Prostatisme datant de dix ans; envies croissantes d'uriner; distension vésicale; incontinence; mictions goutte à goutte. Urine claire, légèrement albumineuse (1 p. 100). Prostate du volume d'une orange. Malade très abattu.	VON FRISCH (18 mars 1896).	68	Résection de 4 centim. de chaque canal déférent.	Prostate diminuée de volume vingt-quatre heures après l'opération; trois jours après, la vessie atteint son niveau normal. Disparition graduelle des envies d'uriner, des mictions par regorgement, de l'albumine. Etat du malade des plus satisfaisants. Vessie a repris sa contractilité.

N°s	CONDITIONS DANS LESQUELLES SE PRÉSENTAIENT LES MALADES	OPÉRATEUR — DATE DE L'OPÉRATION	AGE	PROCÉDÉ OPÉRATOIRE	RÉSULTATS
44	Rétention d'urine subite il y a neuf ans ; depuis lors, cathétérisme nécessaire. Sonde cassée dans le canal. Cystostomie sus-pubienne. Constatation du volume considérable de la prostate.	LOUMEAU (7 août 1895.)	60	Résection des deux canaux déférents après cystostomie sus-pubienne.	Résultat négatif. Cathétérisme toujours nécessaire. Pas d'atrophie de la prostate. *Erection et éjaculation non altérées.*
45	Dysurie depuis 2 ans ; cathétérisme souvent obligatoire ; pus et sang dans l'urine. Rétention il y a six semaines et impossibilité du cathétérisme. Hypertrophie considérable de la prostate, dont le doigt ne pouvait atteindre la base : volume d'un poing moyen.	DUMSTREY (février 1896).	65	Résection des deux canaux déférents.	Le troisième jour, miction spontanée. Urines claires, sans pus ni sang. Douleurs disparues ; prostate diminuée de plus de la moitié. *Complications :* Troubles intellectuels, difficultés de l'ouïe, de la parole ; ces phénomènes ne durèrent que quinze jours.
46	Vieux prostatique. Ancienne hématurie ; fréquence des mictions ; urine tous les quarts d'heure ; incontinence. Prostate très grosse, molle, élastique. Cathétérisme et lavages vésicaux sans résultat.	ROUTIER (19 mai 1896)	70	Résection des deux canaux déférents.	Dès le lendemain, diminution de la fréquence des mictions. Amélioration de tous les symptômes.
47	Dysurie très ancienne ; rétention d'urine ; attaques répétées ; distention vésicale. Prostate très volumineuse, molle, élastique. Cathétérisme, sonde à demeure sans résultat.	ROUTIER (15 mars 1896).	58	Résection des deux canaux déférents.	Pas de résultats immédiats, mais le septième jour, le malade put uriner seul. Amélioration manifeste : urine résiduelle 80 grammes. Prostate très diminuée.
48	Envies fréquentes d'uriner depuis cinq mois ; incontinence nocturne. Cathétérisme indispensable. Prostate du volume d'une demi-orange, sans points sclérosés.	ROUTIER (25 septembre 1895).	71	Résection des deux canaux déférents.	Disparition de l'incontinence dès le lendemain de l'opération. Urine seul ; 60 gr. de résidu vésical. Prostate atrophiée. L'état s'est maintenu depuis lors.
49	Troubles vésicaux depuis plusieurs années ; mictions fréquentes ; douleurs violentes et efforts considérables. Rétention aiguë il y a six semaines. Depuis lors, ne peut uriner sans le secours de la sonde. Incontinence par regorgement. Prostate très grosses, très scléreuse, avec noyaux fibreux.	ROUTIER (5 octobre 1895).	66	Résection des deux canaux déférents.	Résultat négatif. Peut-être un peu de diminution des envies d'uriner. Atrophie légère de la prostate. Mêmes troubles fonctionnels qu'auparavant.
50	Prostatisme datant de trois ans ; mictions fréquentes surtout la nuit, toutes les demi-heures environ. Urines fétides, hémorrhagies vésicales. Attaques de rétention aiguë ; impossibilité de cathétérisme avec la sonde de Nélaton et la sonde à grande courbure. Ponction sus-pubienne, même rétention le lendemain et le surlendemain, même impossibilité de sondage ; nouvelles ponctions sus-pubiennes. Le quatrième jour, M. Reynier réussit à passer une sonde, qu'il laisse à demeure. La prostate est énorme ; impossibilité de sentir son bord supérieur ; régulièrement dure, consistance ligneuse. — Doubles hernies.	REYNIER et FLŒRSHEIM (17 avril 1896)	72	Résection des deux canaux déférents. Anesthésie à la cocaïne. Difficulté de l'opération d'un côté, à cause de la présence de la hernie. Phlébite développée sur un eczéma.	Résultat négatif au point de vue de la miction spontanée et de la diminution de volume de la prostate. La facilité plus grande du cathétérisme et la fréquence des mictions paraissent dues à la sonde à demeure et aux lavages vésicaux.
51	Observation de prostatique que nous n'avons pu nous procurer et dont nous ne connaissons que le résultat.	NICOLICH (1896).....	»	Résection des deux canaux déférents.	Résultat favorable.
52	Prostatisme datant de dix ans. Mictions fréquentes surtout le jour ; douleurs vives ; violents efforts ; uréthrorrhagies. Urines fétides et troubles. Attaques de rétention extrêmement fréquentes ; cathétérisme indispensable de temps en temps. Prostate très grosse, demi-molle. Devant les attaques répétées de rétention, et les souffrances du malade, M. Reynier et M. Legueu font la cystostomie sus-pubienne et découvrent dans le bas-fond de la vessie un volumineux calcul enchâtonné dans une véritable fosse, et dont l'extraction fut particulièrement difficile (voir obs.). La prostate fut aperçue faisant une saillie considérable. Le malade fut soulagé, mais les signes de prostatisme persistant, on se décida à pratiquer la résection des canaux déférents.	REYNIER (3 février 1896).	»	Résection des deux canaux déférents.	Miction spontanée le jour même de l'opération ; le cathétérisme ne fut nécessaire que deux fois le jour et deux fois la nuit, ce qui n'était pas arrivé depuis plusieurs années. Diminution de la fréquence des mictions, des douleurs et des efforts. Amélioration de l'état de santé du malade. A la sortie, la prostate était diminuée de plus de moitié et le cathétérisme n'était nécessaire que pendant la nuit.

Nos	CONDITIONS DANS LESQUELLES SE PRÉSENTAIENT LES MALADES	OPÉRATEUR — DATE DE L'OPÉRATION	AGE	PROCÉDÉ OPÉRATOIRE	RÉSULTATS
53	Troubles urinaires d'origine prostatique, datant de six ans. Mictions fréquentes, tous les trois quarts d'heure ; douleurs ; efforts ; incontinence. Plusieurs attaques antérieures de rétention ; rétention au moment de l'entrée du malade. Prostate avec des points ramollis par places et quelques noyaux fibreux. Longueur très grande de l'urèthre. Résidu vésical de 300 gr. Cathétérisme régulier inefficace.	FLŒRSHEIM (12 février 1896).	72	Résection des deux canaux déférents.	Amélioration sensible le jour même de l'opération ; le cathétérisme ne fut nécessaire que deux fois dans la nuit. Disparition consécutive de la fréquence des mictions, de l'incontinence ; facilité du cathétérisme. Diminution de la longueur de l'urèthre et de la quantité du résidu vésical. Atrophie de la prostate.
54	Signes d'hypertrophie de la prostate depuis un an et demi. Fréquence des mictions, douleurs, efforts. Cathétérisme deux à trois fois par jour. Une attaque de rétention, autrefois ; dysurie depuis cette époque. Prostate hypertrophiée seulement à gauche. Urines claires.	FLŒRSHEIM (21 mars 1896).	54	Résection unilatérale du canal déférent.	Résultat complètement négatif. Pas de diminution des troubles fonctionnels. Pas d'atrophie de la prostate. — *Nota :* Malade revu le 21 juillet dernier. Résultat très favorable. Atrophie de la prostate ; diminution du nombre des mictions.
55	Hypertrophie de la prostate au sujet de laquelle l'auteur ne donne aucun renseignement.	GROSS (1895 ou 1896).	»	Résection des deux canaux déférents.	Résultat négatif.
56	Prostatisme datant de plusieurs années ; douleurs au moment des mictions. Rétention depuis huit jours ; cathétérisme.	ENGLISH (janvier 1896).	»	Résection au thermocautère de chaque canal déférent.	Miction volontaire le huitième jour. Diminution de la fréquence des mictions. Urines devenues claires. Prostate atrophiée.

CONCLUSIONS

I. — La chirurgie possède, en la ligature et la section bilatérales du canal déférent, et, plus particulièrement, en la *résection bilatérale entre ligatures* de ce conduit, une méthode nouvelle de traitement opératoire de l'hypertrophie de la prostate.

II. — Ce traitement opératoire repose sur les rapports qui existent, à l'état normal ou pathologique, entre les testicules, les canaux déférents et la prostate, rapports qui donnèrent précédemment naissance à la castration, proposée comme moyen d'obtenir la « cure radicale » de l'hypertrophie prostatique.

III. — Au point de vue expérimental, on constate, après la résection des canaux déférents, une atrophie incontestable de la prostate.

IV. — Au point de vue clinique, cette atrophie prostatique se manifeste dans un grand nombre de cas ; elle est accompagnée de la disparition ou de la diminution d'intensité de la plupart des symptômes fonctionnels liés à une augmentation de volume de la glande (fréquence des mictions, douleurs, efforts, etc.). Consécutivement, le cathétérisme est rendu plus facile ; l'urine tend à se débarrasser des substances pathologiques qu'elle contient (sang, pus, albumine) et à reprendre ses caractères normaux ; l'incontinence tend à disparaître, la quantité d'urine résiduelle à diminuer, l'état général du malade à s'améliorer.

V. — Les observations de résections des canaux déférents suivies d'insuccès prouvent que cette opération est inefficace et contre-indiquée, lorsque l'on se trouve en présence de prostates régulièrement dures et sclérosées, et dans les cas où la contractilité vésicale est perdue.

A ces cas conviendraient mieux la cystostomie sus-pubienne en première ligne, la prostatotomie périnéale de Harrison, et la prostatectomie sus-pubienne exceptionnellement.

L'opération est également contre-indiquée chez les vieillards affaiblis, cachectiques, ayant une déchéance organique quelconque (cancer, tuberculose, etc.), chez ceux qui présentent des lésions graves du côté de la vessie ou des reins, ou chez lesquels, quelques signes déjà perceptibles (divagation, perte de la mémoire, manie, etc.) peuvent faire craindre l'éclosion d'accidents cérébraux.

VI. — La résection des canaux déférents a son maximum d'efficacité, lorsqu'elle lutte contre des prostates congestives, molles, élastiques, que la congestion soit récente ou ancienne.

VII. — Les résultats cliniques en sont non pas inférieurs, mais sensiblement égaux à ceux qui suivent la castration.

VIII. — La résection des canaux déférents, intervention d'une bénignité parfaite, doit être substituée à la castration, opération grave chez l'homme âgé, mutilation inutile chez l'individu encore jeune, mal acceptée par tous les deux.

IX. — La résection du conduit séminal, ainsi que la castration, doivent leurs résultats thérapeutiques à un acte physiologique réflexe mal expliqué encore, sans doute d'origine nerveuse, et qui paraît résider dans la lésion des filets de Cooper.

X. — La résection, entre ligatures, de deux à trois centimètres du canal déférent, paraît être un procédé supérieur à la ligature simple ou à la section sous-cutanée. On doit s'efforcer d'isoler soigneusement le conduit et de ne comprendre dans la ligature ou la section aucun des autres éléments du cordon.

XI. — En aucun cas, la *section pure* du canal déférent ne détermine l'atrophie testiculaire.

XII. — La résection unilatérale du canal déférent donne lieu à des résultats cliniques paraissant bons, mais au sujet desquels on ne peut encore se prononcer.

XIII. — Le cathétérisme régulièrement institué et l'usage de la sonde à demeure resteront toujours la base du traitement normal des prostatiques ; ce n'est qu'à la suite de leur inefficacité, de leur durée, ou de la difficulté des malades à les supporter, qu'on sera autorisé à tenter la résection des canaux déférents, avant tout autre procédé opératoire.

XIV. — Si la résection déférentielle était suivie d'un insuccès opératoire, il serait illégitime et inutile à la fois de lui substituer la castration qui ne réussirait pas davantage.

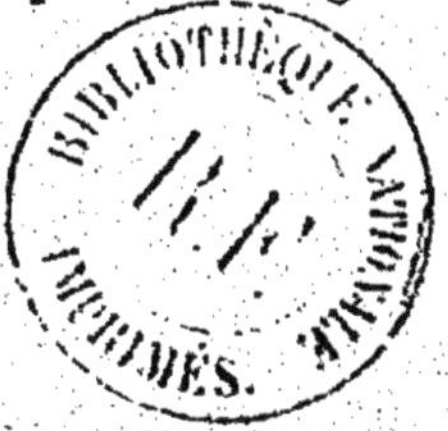

INDEX BIBLIOGRAPHIQUE

Albarran. — Castration dans l'hypertrophie de la prostate. *Congrès français de chirurgie de Paris*, octobre 1895.

Alessandri. — Le lesioni dei singoli elementi del cordone spermatico e loro consequenze sulla glandola genitale. *Il Policlinico*, 1er mai 1895.

Artaud. — *Étude sur le testicule sénile*. Thèse de Paris, 1885.

Astley Cooper. — *Observations on the structure and diseases of the testis.*

Auneau. — *De la cystotomie sus-pubienne*. Thèse de Paris, 1895.

Bazy. — Note sur les traitements récents de l'hypertrophie prostatique. *Union médicale*, 14 mars 1896.

Belfield. — Trait. opér. de l'hyp. prost., etc. *American Journ. of med. science*, novembre 1890.

Bier. — Ligature de l'artère iliaque interne contre l'hypertrophie prostatique. *Wien. klin. Woch.*, 32, 1893.

Brissaud. — Etude anatomo-pathol. sur les effets de la lig. du can. déf. *Arch. de phys.*, 1880.

Brown. — Ligature du canal déférent, etc. *New-York med. Journ.*, 30 novembre 1895.

Bruns. — Ueber den gegenwärtigen stand der Radikalbehandlung der Prostatahypertrophie, etc. *Centralbt. f. Chir.*, n° 16.

Civiale. — *Traité prat. des mal. des org. gén.-ur.*

Chalot. — Traitement de l'hyp. de la prost. par la section entre lig. des can. déf. *Indépendance médicale*, n° 1.

Clarke. — Cure radic. de l'obstr. prost. par le galvano-cautère. *Brit. med. J.*, 1895.

Colin. — Traitement des prostatiques. *Revue internationale*, 10 novembre 1895.

Curling. — *Traitement des maladies du testicule*. Traduit par GOSSELIN. Paris 1857.

Czerny. — *Deutch. mediz. Woch.*, 16 avril 1896.

Dittel. — *Soc. clin. des méd. de Vienne*, décembre 1895.

Dumstrey. — *Centralbt. f. Chir.*, 1896, n° 18.

Desnos. — Indications de la résection de la prostate chez les prostatiques. *Congrès fr. de chir. de Paris*, 1894.

English — Ueber die neueren Behandlungs methoden der Prostata-hypertrophie *Soc. clin. des méd. de Vienne*, 17 janvier 1896, et *Wien. clin. Woch.*, 1896.

Forgues. — *Traité de chirurgie*. Article Prostate.

Godard. — *Recherches tératologiques sur l'appareil séminal de l'homme*. Paris, 1860

Gosselin. — *Arch. gén. de méd.*, Paris, 1853.

Griffiths. — Etat d'une prostate hypertrophiée 18 jours après la castration. *Brit med. J.*, mai 1895.

Gross. — Trait. mod. de l'hyp. de la prost. *Soc. de méd. de Nancy*, 12 fév. 1896, et *Rev. méd. de l'Est.*

Guyon. — Quelques remarques sur les conditions de santé de la vessie, etc. *Ann. des mal. des org. gén.-ur.*, mars 1893.

Guyon. — La sonde à demeure. *Journ. de méd. et chir. prat.*, mai 1895.

Guyon. — *Leçons cliniques.* Paris, 1894, t. I.

Guelliot. — Ligature et résection des déférents dans l'hyp. de la prost. *Union méd. du Nord-Est*, et *Ann. des mal. des org. gén.-ur.*, mars 1896.

Harrison. — Lettre à Mac-Munn. *Brit. med. J.*, 23 septembre 1893.

Harrison. — Clinical remarks on the division of the vas deferens, etc. *Lancet*, 22 février 1896.

Helferich. — Résection des can. déf., etc. *Deutsche med. Woch.*, 9 janvier 1895.

Isnardi. — Cura del' ipertrofia, etc. *Giornale del Accad. di medic. di Torino*, 14 juin 1895 et 1er janvier 1896.

King, cité par White. — *Med. News*, 7 décembre 1895.

Kümmel. — Die operative Behandlung, etc. *Berl. Klin.*, 1895.

Launois. — *De l'appareil urinaire des vieillards.* Paris, 1886.

Launois. — De l'atrophie de la prostate. *Ann. des mal. des org. gén.-urin.*, octobre 1894, et *passim*.

Launois et Piquois. — Cure rad. de l'hyp. prost. *Bull. méd.*, juin 1895.

Legueu. — *Congr. fr. de chir.*, Paris 1895, et *Arch. de phys.*, n° 1, janvier 1896.

Lauenstein. — Section sous-cutanée du canal déférent comme trait. de l'hyp. prost. *Centralb. f. Chir.*, 15 février 1896.

Loumeau. — *Annales de la policlin. de Bordeaux*, mai 1896.

Lejars et Rémy. — Cystostomie et cysto-drainage hypogastrique. *Sem. méd.*, 4 octobre 1893.

Mac-Munn. — Réponse à la lettre de Harrison. *Brit. med. Journ.*, septembre 1893. — *Brit. med. Journ.*, 12 janvier 1895.

Mac Cully. — Cocaïne injections in place of castration for enlarged prostate. *Medical record*, 27 avril 1895.

Malassez et Terrillon. — Recherches expér. sur l'anat. path. de l'épidid., etc. *Arch. de phys.*, 1880.

Mansell-Moullin. — Orchotomy for enlargement of the prostate. *Brit. med. J.*, 4 mai 1895, et *Lancet*, 30 novembre 1895. — Some of the recents results of orchotomy for enlarged prostate. *Lancet*, 8 février 1896.

Minervini. — Un cas d'hyp. de la prost. guérie par le courant galv. *Riforma médica*, 11 avril 1896.

Michon. — *Valeur thérap. de l'incision hypog. de la vessie.* Th. doct., Paris, 1895.

Mears. — Ligature of the spermatic cord in the treatment of hypertrophy of the prostate gland. *New-York med. Jour.*, 16 février 1895.

Meyer. — Iliac ligation for prostatic hypertrophy. *Acad. of medic. New-York*, 11 décembre 1894, et *Annals of surgery*, juin 1896.

Monod et Terrillon. — *Maladies du testicule.*

Mugnai. — Résect. des can. déférents dans l'hyp. de la prost. *Soc. ital. de chir.*, Rome, 26 octobre 1895.

Negretto. — Sur un cas d'ischurie par hyp. de la prost. traité par une nouvelle méth. opér., etc. *Riforma médica*, 20-21-22 janvier 1896.

Nicolich. — Cura dell' ipertrofia prostatica. *Rivista medica di scienze mediche*, 1896, fasc. 6.

Obolensky. — *Centralb. für med. Wissenschaft*, 1867, n° 32.

Pavone. — La recisione dei vasi deferenti, etc. *Il Policlino*, 1er juin 1895.

Pégurier. — Du trait. de l'hyp. prost. par la castration. *Nouveau Montpellier médical*, 28 décembre et 11 janvier 1896.

Picard. — *Maladies de la prostate.* Paris, 1896.

Pilcher et Pierson. — Le trait. de l'hyp. de la prost. *Surgic. amer. med. Association*, 1895.

Pilcher. — Castration for prostatic hypertrophy. *Annals of surgery*, juin 1896.

Poncet. — *Gaz. hebd.*, juin 1891, et nombreuses publications.

Prjewalski. — Recherch. expérim. sur la castr. *Vratch*, 12 et 26 octobre 1895.

Ramm. — Hypertrophie prostatæ behandelt mit Kastration. *Centralb. f. Chir.*, 1893 et 1894.

Richmond. — *Brit. med. Journ.*, 9 février 1895.

Routier. — Hypert. de la prost., cathétérisme rétrogr., etc. *Congrès fr. de chir.* Paris 1995. — De la résection des can. défér. dans la cure, etc. *Médecine mod.*, 15 février 1896.

Rochet. — *Chirurg. de l'uréthre, de la vessie, de la prostate*, Paris, 1895.

Tenon. — Mémoire sur quelques vices des voies urinaires, etc. *Hist. de l'Acad. royale des sciences de Paris*, 1761.

Vautrin. — Traitement mod. de l'hyp. prost. *Revue méd. de l'Est*, 1896, et *Ann. des mal. des org.-gén. ur.*, mars 1896.

Vignard. — *De la prostatotomie*, etc. Th. doct., Paris, 1890.

White. — The present position of the surgery of the hypertrophied prost. *Annals of Surgery*, 1893.

— Experiences on the treatement of the hyp. prost. *Med. News*, 30 nov. 1895.

— The results of double castration, etc. *Annals of surgery*, juillet 1895, et passim.

TABLE DES MATIÈRES

Pages.

AVANT-PROPOS... 5

CHAPITRE PREMIER. — *Les différentes méthodes de traitement chirurgical des prostatiques avant la castration*............................ 7

    A. Méthodes chirurgicales directes............................... 8
    B. Méthodes chirurgicales indirectes............................ 15

CHAPITRE II. — *La castration dans l'hypertrophie de la prostate. Ses origines. Ses résultats*... 21

CHAPITRE III. — *Arguments contre la castration. Ligature de l'artère hypogastrique. Ligature du cordon spermatique*........................... 37

CHAPITRE IV. — *Ligature et résection des canaux déférents*............ 44

    § 1. — Absence d'atrophie testiculaire à la suite de la ligature et de la résection du canal déférent.. 45

    § 2. — Étude expérimentale.. 52

    § 3. — Étude clinique... 56
        a) Les résultats.. 58
        b) Les indications... 65
        c) Technique opératoire.. 67

OBSERVATIONS... 73

TABLEAU SYNOPTIQUE... 110

CONCLUSIONS.. 119

INDEX BIBLIOGRAPHIQUE.. 123

9 782013 549592